中医适宜技术操作入门丛书

图解

皮内针疗法

◉ 总 主 编　张伯礼
◉ 副总主编　郭 义　王金贵
◉ 主　编　周 丹

U0206439

中国健康传媒集团
中国医药科技出版社

内 容 提 要

　　本着"看得懂、学得会、用得上"的编写原则，本书重点突出皮内针的临床操作技术及相关知识。全书图文并茂，更配以操作视频，用二维码的形式附于正文相应位置，方便实用，真正实现"看得见的操作、听得见的讲解"。适于广大针灸临床工作者、基层医师及中医爱好者参考使用。

图书在版编目（CIP）数据

图解皮内针疗法 / 周丹主编 . —北京：中国医药科技出版社，2018.1
（中医适宜技术操作入门丛书）
ISBN 978-7-5067-9325-4

Ⅰ . ①图⋯　Ⅱ . ①周⋯　Ⅲ . ①埋针—图解　Ⅳ . ① R245.31-64

中国版本图书馆 CIP 数据核字（2017）第 111974 号

本书视频音像电子出版物专用书号：

ISBN 978-7-88728-183-8

美术编辑　陈君杞
版式设计　也　在

出版　**中国健康传媒集团** | 中国医药科技出版社
地址　北京市海淀区文慧园北路甲 22 号
邮编　100082
电话　发行：010 - 62227427　　邮购：010 - 62236938
网址　www.cmstp.com
规格　710 × 1000mm $\frac{1}{16}$
印张　10 $\frac{1}{4}$
字数　131 千字
版次　2018 年 1 月第 1 版
印次　2023 年 8 月第 4 次印刷
印刷　北京盛通印刷股份有限公司
经销　全国各地新华书店
书号　ISBN 978-7-5067-9325-4
定价　**45.00 元**

获取新书信息、投稿、为图书纠错，请扫码联系我们。

王序

中医药是中国古代科学技术的瑰宝，是打开中华文明宝库的钥匙。一直以来，中医药以独特的理论、独特的技术在护佑中华民族健康中发挥着独特的作用。正如习近平总书记在全国卫生与健康大会上所强调的，中医药学是我国各族人民在长期生产、生活和同疾病做斗争中逐步形成并不断丰富发展的医学科学，是我国具有独特理论和技术方法的体系。

"千淘万漉虽辛苦，吹尽狂沙始见金。"从针刺到艾灸，从贴敷到推拿，从刮痧到拔罐，这些技术经过历史的筛选，成为中医药这个宝库中的珍宝，以其操作便捷、疗效独特、安全可靠受到历代医家的青睐，并深深地融入人民群众的日常生活中。这些独特的技术不仅成为中医药独特的标识基因，更成为人民群众养生保健、疗病祛疾的重要选择。

党的十八大以来，以习近平同志为核心的党中央把中医药提升到国家战略高度、作为建设健康中国的重要内容，提出了一系列振兴发展中医药的新思想、新论断、新要求，谋划和推进了一系列事关中医药发展的重大举措，出台了《中华人民共和国中医药法》，印发了《中医药发展战略规划纲要（2016—2030 年）》，建立了国务院中医药工作部际联席会议制度，发表了《中国的中医药》白皮书，推动中医药从认识到实践的全局性、深层次的变化。

刚刚胜利闭幕的党的十九大，作出了"坚持中西医并重，传承发展中医药事业"的重大部署，充分体现了以习近平同志为核心的党中央对中医药工作的高度重视和亲切关怀。这为我们在新时代推进中医药振兴发展提供了遵循、指明了方向。

习近平总书记指出，坚持中西医并重，推动中医药与西医药协调发展、相互补充，是我国卫生与健康事业的显著优势。近年来，我们始终坚持以人民为中心的发展思想，按照深化医改"保基本、强基层、建机制"的要求，在基层建立中医馆、国医堂，大力推广中医适宜技术，提升基层中医药服务能力。截至2016年底，97.5%的社区卫生服务中心、94.3%的乡镇卫生院、83.3%的社区卫生服务站和62.8%的村卫生室能够提供中医药服务。"十三五"以来，我们启动实施了基层中医药服务能力提升工程"十三五"行动计划，把大力推广中医适宜技术作为工作重点，并提出了新的更高的要求。

在世界中医药学会联合会中医适宜技术评价与推广委员会、中国健康传媒集团和天津中医药大学的大力支持下，张伯礼院士、郭义教授组织专家对23种中医适宜技术进行了系统梳理，包括拔罐疗法、推拿罐疗法、皮肤针疗法、火针疗法、针刀疗法、刮痧疗法、耳针疗法、电针疗法、水针疗法、微针疗法、皮内针疗法、电热针疗法、子午流注针法、刺络放血疗法、穴位贴敷疗法、穴位埋线疗法、艾灸疗法、自我康复推拿、小儿推拿、推拿功法、伤科病推拿、内科病推拿、食养食疗法，从基础理论、技法介绍、临床应用等方面详细加以阐述，编纂成《中医适宜技术操作入门丛书》。该丛书理论性、实用性、指导性都很强，语言通俗，图文并茂，还配有操作视频，适合基层医务工作者和中医爱好者学习使用。

希望这套丛书能够让中医适宜技术"飞入寻常百姓家"，更好地造福人民群众健康，为健康中国建设作出贡献。

国家卫生计生委副主任
国家中医药管理局局长
中华中医药学会会长
2017年10月

张序

2016 年 8 月，全国卫生与健康大会在北京召开。这是新世纪以来，具有里程碑式的卫生工作会议，吹响了建设健康中国的号角。习近平总书记出席会议并发表重要讲话。他强调，没有全民健康，就没有全面小康。要把人民健康放在优先发展的战略地位，以普及健康生活、优化健康服务、完善健康保障、建设健康环境、发展健康产业为重点，加快推进健康中国建设，为用中国式办法解决世界医改难题进行了具体部署。

习近平总书记指出，在推进健康中国建设的过程中，要坚持中国特色卫生与健康发展道路。预防为主，中西医并重，推动中医药和西医药相互补充、协调发展，努力实现中医药健康养生文化的创造性转化、创新性发展。中医药要为健康中国建设贡献重要力量。

中医药学是中华民族在长期生产与生活实践中认识生命、维护健康、战胜疾病的经验总结，是中国特色卫生与健康的战略资源。广大人民群众在数千年的医疗实践中，积累了丰富的防病治病经验与方法，形成了众多有特色的中医实用适宜技术。前几十年，由于以药养医引致过度检查、过度医疗，使这些适宜技术被忽视，甚至丢失。这些技术简便验廉，既可以治病，也可以防病保健；既可以在医院使用，也可以在社区家庭应用，在健康中国的建设中大有可为，特别是对基层医疗单位具有重要的实用价值。

　　记得20世纪六七十年代有一本书，名为《赤脚医生手册》，这本深紫色塑料皮封面的手册，出版后立刻成为风靡全国的畅销书，赤脚医生几乎人手一册。从常见的感冒发热、腹泻到心脑血管疾病和癌症；从针灸技术操作、中草药到常用西药，无所不有。在长达30年的岁月里，《赤脚医生手册》不仅在经济不发达的缺医少药时代为我们国家培养了大量赤脚医生和基层工作人员，解决了几亿人的医疗问题，立下汗马功劳，这本书也可以说是全民健康指导手册。

　　编写一套类似《赤脚医生手册》的中医适宜技术丛书是我多年的夙愿。现在在医改深入进程中，恰逢其时。因此，我们组织天津中医药大学有关专家，在世界中医药学会联合会中医适宜技术评价和推广委员会、中国针灸学会刺络与拔罐专业委员会的大力协助下，在中国医药科技出版社的支持策划下，对千百年来医家用之有效、民间传之已久的一些中医适宜技术做了比较系统的整理，并结合医务工作者的长期实践经验，精心选择了23种中医适宜技术，编撰了这套《中医适宜技术操作入门丛书》。

　　丛书总体编写的原则是：看得懂，学得会，用得上。所选疗法疗效确实，安全性好，针对性强，重视操作，力求实用，配有技术操作图解，清晰明了，图文并茂，并把各技术操作方法及要点拍成视频，扫二维码即可进入学习。本丛书详细介绍了各种技术的操作要领、操作流程、适应证和注意事项，以及这些技术治疗的优势病种，使广大读者可以更直观地学习，可供各级医务工作者及广大中医爱好者选择使用。当然，书中难免会有疏漏和不当之处，敬请批评指正，以利再版修正。

中国工程院院士

天津中医药大学校长

中国中医科学院院长

2017年7月

中医是中华民族在长期的生产与生活实践中认识生命、维护健康、战胜疾病的宝贵经验总结。广大人民群众在数千年的医疗实践中积累了丰富的防病治病的方法，从而形成了众多中医特有的实用疗法。它们是我国传统医学宝库中的一大瑰宝，也是中医学的重要组成部分。

为了继承和发扬这些中医特有的宝贵经验，普及广大民众的医学保健知识，满足广大民众不断增长的自我保健需求，中国医药科技出版社和世界中医药学会联合会组织有关专家，根据中医药理论，对千百年来民间传之已久、医家用之于民、经实践反复验证而使用至今的一些中医实用技术做了系统整理，并结合医务工作者们的长期实践经验，精心选择了23种中医实用疗法，编撰了这套《中医适宜技术操作入门丛书》。

本丛书所选疗法疗效确实，针对性强，有较高的实用价值。本着"看得懂，学得会，用得上"的原则，我们在编写过程中重视实用和操作，文中配有操作技术的图解，语言表达生动具体、清晰明了，力求做到图文并茂，并把各技术操作方法及要点拍成视频，主要阐述它们的技术要领、规程、适应证和注意事项，使广大读者可以更直观更简便地学习各种技术的具体操作流程。这些适宜技术不但能够保健治病，在关键时刻还可以救急保命，具有疗效显著、取材方便、经济实用、操作简便、不良反应少等特点，非常适合基层医疗机构推广普及，有的疗法老百姓也可以在医生的指导下用来自我治病和保健。

　　作者在编写本丛书过程中得到了世界中医药学会联合会和中国医药科技出版社的大力支持，中医界众多同道也提出了许多有建设性的建议和指导，由于条件有限，未能一一列出，在此我们深表谢意。由于编者水平有限，书中难免会有疏漏和不当之处，敬请批评指正。

丛书编委会

2017 年 7 月

皮内针疗法又称为"埋针法"，是将特制的小型针具固定于腧穴部位的皮内并较长时间留针，产生持续刺激作用以治疗疾病的方法，是针灸技术方法的一种。皮内针疗法是依据浅刺法和针刺留针发展而来。中医浅刺法历史悠久，最早可以追溯到《黄帝内经》成书时期，其后又经历代医家补充完善，形成体系。皮内针特殊针具的制作最早是由日本医家赤羽幸兵卫研制，其后由中国医家承淡安先生仿制成功，并进行改进，发明了使用更加方便的揿针，揿针也成为现代临床最常用的皮内针针具。

从新中国成立开始，为了规范皮内针针具，国家中医药管理局发布了皮内针的医药行业器械标准。为了规范操作，之后又发布了皮内针技术操作规范。这两部标准的发布不仅加快了行业的发展，也促进了皮内针的临床运用。

皮内针疗法具有操作简便、安全省时、动态留针可累积效应、适应面广、患者易于接受、疗效显著等特点，不仅适用于临床，也可实现患者在医师指导下自行操作。该疗法治疗疾病范围较广，我们查阅历代文献资料发现其治疗病种涵盖临床各科，包括头面躯体痛证、内科病证、外科病证、妇科病证、儿科病证、五官科病证、皮肤科病证和其他杂症。

为了满足广大针灸临床工作者和皮内针疗法爱好者全面了解学习皮

内针疗法和临床实践的愿望与需求，我们特地编写了本书。本书不同于其他已出版的皮内针疗法书籍，具有以下特点。

1.简单介绍了皮内针疗法的发展历史和中西医理论基础，本部分内容以"简洁、实用、必要"为编写原则。为使读者更好地阅读和理解这两部分内容，我们还绘制了皮肤结构示意图和皮内针作用机制示意图，用词上既引经据典，又力求言简意赅。

2.书中介绍的皮内针标准操作方法和腧穴定位均来源于中国国家标准化管理委员会颁布的中华人民共和国标准。其中，皮内针技法操作遵循《针灸技术操作规范第8部分：皮内针》（GB/T 21709.8-2008），腧穴定位遵循《腧穴名称与定位》（GB/T12346-2006）。

3.本书临床篇中纳入的疾病由文献统计结果产生。编委会成员查阅中外数据库1950~2013年之间的所有皮内针文献，获得有效文献350篇，统计出皮内针治疗的疾病包括15大类系统，166个病种。进一步筛选出发表文章超过3篇，病例数超过100例的43种疾病，分成8大类别编撰进入本书。

4.本书所有疾病的推荐处方均通过文献调研，由专家共识而产生，并纳入我们承担的国家重点基础研究发展计划（编号：2014CB543201）腧穴配伍效应规律及神经生物学机制研究课题组所做的针灸干预肿瘤放化疗后恶心呕吐临床研究的最新成果，具有临床适用性和权威性。编委会通过对文献进行分析和整理，提炼出每个疾病在文献中出现频次较高的2~3个皮内针处方，将得到的处方以调查表的形式发放给全国各地专家，并采用德尔菲法得出最优处方。

5.本书的编写是在确保专业性的基础上力求增强可阅读性，因此精简了文字，使用了大量高清晰度的彩色图片。此外，本书还配备皮内针操作视频，该视频由编委会精心打造，可以使初学者更加直观地学习并掌握这门医疗技术。

感谢郭义教授对本书的编写提出了宝贵的意见，特别是在皮内针文字稿的前期准备、图片和操作视频拍摄上为编委会提供了大量的帮助。郭义教授、陈泽林教授（天津中医药大学针灸推拿学院）、姚凯副主任医师（天津医科大学总医院）、李桂兰教授（天津中医药大学附属保康医院）、李平教授（天津市第三中心医院）、周智梁主任医师（天津中医药大学第二附属医院）、杜武勋主任医师（天津中医药大学第二附属医院）和参与我们问卷调研的全国各地专家为本书中病证处方的确立提供了极大的帮助。王婷婷同学和王振国同学为图片和视频的拍摄提供了无偿的帮助。在此对上述专家、老师和同学表示最真挚的谢意！由于编委会成员的水平有限，本书难免还存在不足之处，敬请广大读者提出宝贵的意见和建议，以便今后修订完善。

编　者

2017 年 6 月

扫描二维码，输入封底
激活码，即可观看视频

目录
CONTENTS

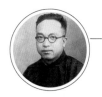

001~019

基础篇

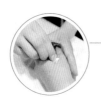

图解
皮内针疗法

TUJIE
PINEIZHEN
LIAOFA

021~033

技
法
篇

035~141

临床篇

临床篇

图解
皮内针疗法
TUJIE
PINEIZHEN
LIAOFA

附 录

皮内针

疗法又称为"埋针法"，是依

据浅刺法和针刺留针发展而来，相当于

《内经》所记载的"浮刺""毛刺"和"扬刺"。

皮内针疗法的中医理论基础主要是十二皮部理论、

卫气理论和留针法，西医学基础是基于皮肤的各种

功能和对神经 - 内分泌 - 免疫网络的调控。皮内针疗

法操作简便，安全省时，动态留针可累积效应，适

应面广，患者易于接受，疗效显著。临床以近部取

穴、远部取穴、辨证取穴、对症选穴为原则，按

部位、按经络进行配穴，施术部位主要以

耳穴、阿是穴、反应点、常用经穴

和经外奇穴为主。

基础篇

关键词

○ 皮内针疗法

○ 浅刺法

○ 留针法

○ 十二皮部

○ 卫气

○ 功效作用

○ 神经 - 内分泌 - 免疫网络

○ 作用特点

○ 配穴

第一章 历史源流

皮内针疗法是一种将特制的小型针具固定于腧穴部位的皮内并较长时间留针，产生持续刺激作用以治疗疾病的方法。皮内针疗法又称为"埋针法"，其特点是针刺入人体部位比较表浅，并且可以长时间刺激腧穴，是古代浅刺法和针刺留针的发展。

奠基于《内经》

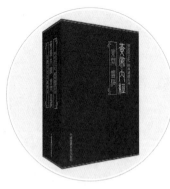

图1-1 《黄帝内经》

《黄帝内经》是我国最早的典籍之一（图1-1），其成书标志着中医理论体系的建立。该书对浅刺法的理论、针具、刺法以及应用范围的论述也较为完备，奠定了浅刺法的基础。

经络理论中的十二皮部和卫气理论是《内经》中浅刺法的理论基础。十二皮部是十二经脉功能活动反应于体表的部位，居于人体的最外层，是机体的卫外屏障。卫气运行于皮肤、肌肉之间，能温养肌肉、皮肤，具有屏障防卫的功能。浅刺法即是以经络理论为依据，刺激十二皮部，调节卫气的一种治疗方法。

在针具方面，《灵枢·九针论》中记载了9种针具，包括镵针、圆针、锃针、锋针、铍针，圆利针、毫针、长针和大针（图1-2）。其中除锋针、铍针、圆针、长针和大针之外，其余四种即镵针、圆利针、锓针、毫针都是可用于浅刺的工具。如《灵枢·官针》："病在皮肤无常处者，取以镵针于病所。"《灵枢·九针论》云："毫针，取法于毫毛，长一寸六分，主寒热痛痹在络也。"说明镵针、毫针是治疗邪在皮肤以及表浅之络脉的针具。

在刺法上，《内经》初步总结出5种浅刺方法，分别为"浮刺""毛刺""扬刺""半刺""直刺"。如《灵枢·官针》所云"浮刺者，傍入而刺之，此治肌急而寒者也"，是指浅刺病患处附近以治疗寒性的肌肉痉挛。"毛刺者，刺浮痹皮肤者也"，意即通过浅刺皮肤表面以治疗浮表痹证。"扬刺者，正内一，傍内四，而浮之，以治寒气之搏大也"，是指使用多针浅刺，以扬散浮浅之邪。"半刺者，浅内而疾发针，无针内伤，如拔毛状，以取皮气，此肺之应"，是一种浅刺以治疗肺部疾病的方法。"直针刺者，引皮而刺之，以治寒气之浅者也"，是指用押手将患处皮肤提起，然后将针沿皮刺入，治疗寒邪痹证稽留于肌表的浅刺方法。

对于其应用范畴，《内经》中总结出病在肌表、属于阳热之证多用浅刺法。如《灵枢·小针解》曰："浅浮之病，不欲深也，深则邪气从之入。"说明对于病位较浅之病证适宜浅刺。《灵枢·阴阳清浊》载："刺阳者，浅而疾之。"

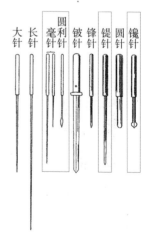

大针　长针　圆利针　毫针　铍针　锋针　锓针　圆针　镵针

图1-2　九针图

发展于
**魏晋
唐宋**

魏晋时期著名医家皇甫谧的《针灸甲乙经》是继《内经》之后对针灸学术思想的又一次总结（图1-3）。《针灸甲乙经》作为一部承前启后的针灸专著，对皮部、络脉、经筋、卫气相关理论及浅刺腧穴进行了归纳总结。至此，浅刺相关理论由散在性论述发展为集中化、系统化的理论体系，对后世浅刺的临床应用产生了深远影响。其在《内经》皮部、卫气相关理论的基础上，进一步从络脉、经筋进行了论述，使皮内针的理论基础更为完善。对于适合浅刺的腧穴，该书也进行了初步整理，书中记载腧穴中"刺入一分"的穴位有14个，如颅息、天牖、少商、天井、中冲、少冲等。"刺入二分"的腧穴有20个，如完骨、天柱、鱼际、阳池、蠡沟、足临泣、小海等。此外，对于浅刺法的临床运用范围，皇甫谧也进行了全面的总结，认为浅刺法适用于内、外、妇、儿、五官等各科。

在宋代，著名医家王惟一著有《铜人腧穴针灸图经》，该书对腧穴的主治进行了全面系统的总结，尤其对需要注意的浅刺穴位有详细描述，如缺盆穴"针入三分，不宜刺太深，使人逆息也"，云门穴"刺深使人气逆，故不宜深刺"等。

这一时期以《针灸甲乙经》为代表，将有关浅刺法的散在理论发展为系统化的理论体系，对适用于该法的腧穴整理也更为完善，使其临床应用更广泛，从而使浅刺法在该时期得到了发展。

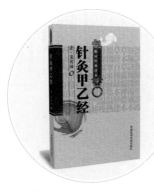

图1-3 《针灸甲乙经》

元明时期是针灸学发展史上的另一个高峰，这一时期针灸学术的发展呈现出百花齐放、百家争鸣的局面。浅刺法在该时期，理论上达到成熟，开始注重辨证论治。如金元时代针灸名家窦汉卿在《标幽赋》中云："明标与本，论刺深刺浅之经。"再如元·滑寿《难经本义》云："营为阴，卫为阳，营行脉中，卫行脉外，各有所浅深也，用针之道亦然。针阳，必卧针而刺之者，以阳气轻浮，过之恐伤于营也。"说明此时期医家已经开始在卫气营血辨证基础上浅刺。

至明代杨继洲，辨证浅刺愈发完善。其在《针灸大成·经络迎随设为问答》中载："百病所起，皆趋于荣卫，然后淫于皮肉筋脉，是以刺法中但举荣卫，盖取荣卫逆顺，则皮骨筋肉之治在其中矣。"（图1-4）刺法上，以《针灸大成》为代表，将浅刺法与针刺补泻理论相结合，认为浅刺也是一种补泻方法。如《针灸大成·南丰李氏补泻》曰："但凡针入皮肤间，当阳气舒发之分，谓之开"，"补者，从卫取气，宜轻浅而针。"明·李梴《医学入门》亦云："补则从卫取气，宜轻浅而针，从其卫气……泻则从营置其气，宜重深而刺，取其营气。"

此外，元明时期对浅刺手法的描述也较为详细。如吴崑《针方六集》曰："针肾俞，入一分，沿皮向外一寸五分。"《针灸大成·经络迎随设为问答》云："凡欲行阳，浅卧下针，循而扪之，令舒缓，弹而努之，令气隆盛而后转针，其气自张布矣，以阳部主动故也。"

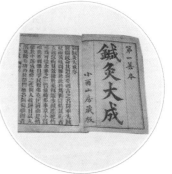

图1-4 《针灸大成》

新生于
中华

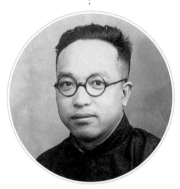

图 1-5　针灸学家承淡安

　　承淡安（1899 年 9 月 1 日～1957 年 7 月 1 日），中医学家，中国科学院院士。著有《中国针灸治疗学》《中国针灸学研究》《子午流注针法》《伤寒论新注》等 15 种学术著作，编修针灸经络图多册，共计 200 多万字。

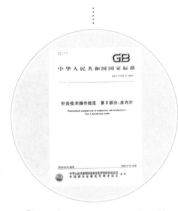

图 1-6　皮内针技术操作规范

　　从清代起，针灸学开始走向低谷，医者多重药轻针。尤其在清·道光二年（1822 年）以"针刺火灸，究非奉君所宜"的荒诞理由，下令废除太医院针灸科。之后随着帝国主义入侵，以及政府腐败等各种原因，针灸学包括浅刺法在内未有大的发展。

　　新中国成立后，由于党和国家制定中医药发展政策，针灸事业发展到一个新的阶段，以皮内针为代表的创新浅刺工具得到了很大发展。如中国针灸学家承淡安（图 1-5）受日本医家赤羽幸兵卫皮内针疗法启发，仿制了皮内针，并在此基础上创制和发明了使用更加方便的揿针等。目前，皮内针和揿针都已成为针灸临床的常用针具之一。此外还有梅花针、腕踝针等创新的浅刺工具。

　　同时，为了规范浅刺针具的临床应用，我国也制定了一系列针具器械的标准和针灸技术操作规范。如 1993 年 5 月 1 日，国家中医药管理局发布皮内针 – 揿针的医药行业器械标准《揿针》（YY 0105–1993）；2008 年 4 月 23 日，国家中医药管理局发布了《针灸技术操作规范　第 8 部分·皮内针》《GB/T21709.8–2008》（图 1-6）。这两部标准的发布不仅对皮内针针具进行了规范，同时也对其临床应用的规范起到了重要的促进作用。

第二章 理论基础

第一节 中医理论基础

一、皮部理论

皮内针是一种表浅的刺激方法，其理论基础主要是中医针灸的十二皮部理论。十二皮部是十二经脉在人体表面皮肤上相应的投影区域，它是十二经脉功能活动反映于体表的部位，也是络脉之气散布之所在。故《素问·皮部论》曰："欲知皮部，以经脉为纪者，诸经皆然。"

中医学认为，人体是一个以心为主宰，以五脏为中心，通过经络"内属于脏腑，外络于肢节"联系的有机体。可以说经络是运行全身气血，联络脏腑肢节，沟通上下内外，调节人体功能的特殊网络系统。生理状态下，十二皮部作为人体第一道屏障，居于人体最外层，又与经络气血相通，故十二皮部功能正常，则皮肤色泽鲜明，脏腑气血充盛，其保卫机体、抗御外邪和反映病证方面等重要作用才能发挥。而在病理状态下，病邪则可通过十二皮部沿着经脉内传脏腑。故《素问·皮部论》云："皮者脉之部也，邪客于皮则腠理开，开则邪客于络脉；络脉满则注于经脉；经脉满则入舍于腑脏也；故皮者有分部，小与而生大病也。"此外，《素问·皮部论》亦云："是故百病之始生也，必先于皮毛；邪中之则腠理开……"说明机体卫外功能失常时，病邪可通过皮部－络脉－经脉－脏腑的联系而逐渐深入。皮内针正是基于十二皮部的生理和病理，通过对皮肤的刺激调动皮部与十二经脉、络脉乃至脏腑气血的沟通和内在联系而发挥治疗作用。

二、卫气理论

卫气理论也是皮内针疗法的理论基础之一。卫气的分布是散布全身，位于皮肤腠理之间，运行于脉外。从生理功能上来讲，《灵枢·本藏》曰："卫气者，所以温分肉，充皮肤，肥腠理，司开合者也""卫气和则分肉解利，皮肤调柔，腠理致密矣。"故卫气有护卫肌表，抗御外邪，滋养腠理，启闭汗孔之功能。

邪气侵犯人体，卫气首当其冲。病理状态下，卫气运行失常，可导致各种病变。如卫气运行不畅，稽留腹中则可致胸胁支满、喘息等症。《灵枢·卫气失常》曰："卫气之留于腹中，搐积不行，苑蕴不得常所，使人肢胁胃中满，喘呼逆息者，何以去之？"卫气失司，则目不能瞑。《灵枢·大惑论》云："卫气不得入于阴，常留于阳，稽留于阳则阳气满，阳气满则阳蹻盛；不得入于阴，则阴气虚，故目不瞑矣。"

《灵枢·本输》曰："审察卫气，为百病母，调其虚实，虚实乃止。"皮内针就是基于卫气理论，通过刺激人体表浅部分，调节卫气，激发机体卫外能力，从而达到治疗疾病的目的。

三、留针法

皮内针施术后留针时间较长，是基于留针法发展而来。关于留针法，最早见于《内经》。如《素问·离合真邪论》记载："吸则内针，无令气忤，静以久留。"《内经》对留针的意义有比较全面的阐释，留针的目的在于候气或者调气，而其最终目的则是实现阴平阳秘，阴阳平衡。故《素问·离合真邪论》又曰："静以久留，以气至为故，如待贵宾，不知日暮。"尤其是对于一些里证、寒证、虚证均可通过久留针而祛除病邪。正如《灵枢·始终》云："久病者邪气入深，刺此病者，深内而久留之。"《灵枢·阴阳清浊》曰："刺阴者，深而留之。"《灵枢·经脉》谓："热则疾之，寒则留之。"《素问·调经论》载："血有余，则泻其盛经出其血；不足，则视其盛经，内针其脉中，久留而视，脉大疾出其针。"故皮内针是通过长时间的刺激，静以久留，从而达到治疗疾病的目的。

第二节　西医学基础

一、皮肤的功能

皮肤是指人体体表包绕在肌肉外面的组织。皮肤的结构包括表皮层、真皮层和皮下组织（脂肪层）三个部分，其中含有大量的胶原纤维、弹力纤维、丰富的感觉神经末梢和毛细血管网，参与人体多种生理病理活动（图2-1）。主要具有保卫机体免受外界物理性、机械性、化学性和病原微生物性等各种有害物侵袭的功能，同时还具有呼吸、调节体温、感知、吸收、分泌和排泄的作用。

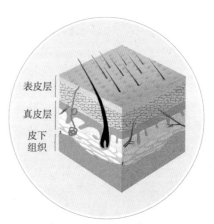

图 2-1　皮肤结构示意图

表皮层
真皮层
皮下组织

保护功能　由于表皮的各层细胞连接很紧密，胶原纤维和弹力纤维含量丰富，使皮肤具有一定的抗拉伸性和弹性。皮肤角质层为不良导体，能绝缘部分电流，从而阻止小量电流对人体的伤害。另外，皮肤的角质层有角质蛋白，对弱酸、弱碱的腐蚀具有一定的抵抗力；皮肤表面的皮质膜呈弱酸性，具有一定的抑菌和杀菌的作用。

呼吸功能 指皮肤能够有选择性地直接从外界吸收营养物质，通常有三条途径：通过角质层细胞膜，进入角质细胞内；通过毛孔、汗孔被吸收；通过表面细胞间隙渗透。

调节体温功能 指皮肤通过调控毛细血管网的开放与闭合，增加或减少体表血流量，从而增加或减少散热，调节体温。

感知功能 指皮肤内含有丰富的感觉神经末梢，通过这些感觉神经末梢感受外界的各种刺激。

吸收功能 指皮肤角质层的角质细胞对脂溶性物质和激素类物质具有较好的吸收作用。

分泌和排泄功能 指皮肤的汗腺可分泌汗液，皮肤通过出汗能排泄掉一部分体内代谢产生的废物，如尿酸等。

二、神经 – 内分泌 – 免疫网络调节

皮内针刺入穴位的皮肤及皮下组织，一方面可直接刺激神经末梢，神经兴奋后沿着相应的神经传导通路到达中枢神经系统——脊髓和大脑，激活神经系统调节，通过一些信号分子，进而激活神经 – 内分泌 – 免疫网络，发挥网络的整体调节治疗作用。另一方面，皮内针留置于相应穴位后，可诱导肥大细胞脱颗粒，使其释放缓激肽、蛋白酶、组胺、前列腺素、细胞因子等化学物质，这

些物质可影响血液循环，增强血管通透性，使血管内物质渗出；也可进一步兴奋神经末梢；同时，表皮中的朗格汉斯细胞作为免疫活性细胞参与免疫应答，参与机体的免疫调控。长久留针产生的持续刺激，经神经－内分泌－免疫复杂网络等传导整合后，发挥对靶器官的作用，产生皮内针针刺效应。（图2-2）

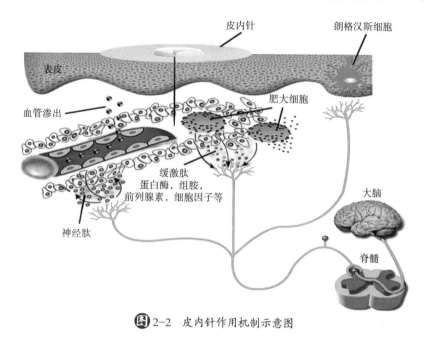

图 2-2　皮内针作用机制示意图

第三节　作用特点

一、作用

疏通经络　　疏通经络是皮内针疗法治疗疾病最主要和最直接的作用。经络是人体运行气血的通道，它在内联系五脏六腑，在外联络体表及全身各部。当经络闭阻不通，气血运行不

疏通经络

畅时，人体就会表现出肢体麻木、疼痛、肿胀、瘀斑，甚至脏腑组织功能失去平衡等症状。古人早在《内经》中就提出应"以微针通其经脉，调其血气"；唐代孙思邈《备急千金要方·明堂仰侧》曰："凡病皆由血气壅滞不得宣通，针以开导之，灸以温暖之。"可见针刺可以起到疏通经络、调理气血之功。

扶正祛邪

扶正祛邪是皮内针疗法治疗疾病的根本法则和手段。中医学认为，疾病的发生是由于正气处于相对劣势，邪气处于相对优势导致。而若正能胜邪，则邪退病愈，反之则疾病趋于恶化。疾病的发生发展及转归的过程，实质上就是正邪交争的过程。《内经》记载："正气存内邪不可干""邪之所凑，其气必虚。"皮内针治病，也不外乎扶正与祛邪两个方面。扶正，就是扶助正气，补益脏腑气血，增强抗病能力，正气恢复则有利于抗击病邪；祛邪则是去除病邪，减轻疾病症状，消除致病因素，病邪消除也减轻了对正气的损害。

调和阴阳

皮内针的调和阴阳作用是指将机体从阴阳失衡状态向阴阳平衡状态转化，这也是皮内针治疗疾病的最终目的。阴阳失调是疾病发生发展的根本性原因，"阴胜则阳病，阳胜则阴病"，针对人体这一病理变化，运用皮内针调节阴阳的偏胜或偏衰，使二者恢复相对平衡的状态，从而达到治愈疾病之目的。

二、特点

基础篇

操作简便 节省时间

皮内针疗法是一种操作简便的针刺方法。与传统的针灸针治疗不同，操作者并不要求具有较高的指力和系统培训的针刺手法，一般医务工作者、患者家属甚至患者本人经过简单的学习均可完成。对于患者来说，在针刺后皮内针也与传统毫针不同，它不需要患者保持固定的留针姿势，施术完成后患者即可自行活动。这样不仅降低了施术难度，节约了患者就医时间，同时节省了医疗空间，对缓解医疗资源紧缺状况大有裨益。

刺法安全 易于接受

皮内针疗法是一种比较安全的针刺方法。目前临床常用皮内针的直径和长度均比普通针灸针小，刺入深度有限，这样就极大地避免了刺入深部组织损伤大血管、神经和重要脏器的可能性，同时也可以避免一些针刺相关的不良事件，如晕针、断针等情况的发生。（图 2-3）

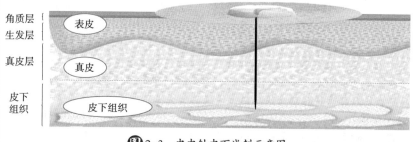

角质层
生发层
真皮层
皮下
组织

表皮

真皮

皮下组织

图 2-3　皮内针皮下浅刺示意图

**刺法安全
易于接受**

其次，皮内针采用皮下浅刺，其针感较轻。现代科学对针感的研究表明，针刺作用于不同组织时产生的针感性质不同，如刺激神经多引起麻感，刺激血管多引起痛感，刺激肌腱多引起酸胀感，刺激骨膜多引起酸痛感。而皮内针作用于皮下，尤其是以结缔组织为主要刺激对象，对神经纤维尤其是神经末梢的影响很小，因此针刺引起的针感以及痛感均较轻。对于一些畏惧针刺的患者以及儿童尤其适宜，易于接受。

**动态留针
效应累积**

皮内针疗法最大的特点就是将静态留针变为动态留针。进针以后，将针留置于穴位内，让其停留一定时间后再出针，即为留针。传统针刺留针时间一般为 30 分钟左右，并且需要保持特定姿势，不能随意改变体位，这对于一些年老或者病情不配合的患者，往往难以完成，不能达到预期的疗效。而由于皮内针浅刺入皮下，一般可在穴位固定 2~3 天，且不受患者运动的影响，其可以通过较长的作用时间，使针刺效应累积，从而达到治疗作用。《针灸大成》提出："病滞则久留针。"《灵枢·经脉》也有记载："热则疾之，寒则留之"。提示对于一些慢性病证或者寒凉病证，皮内针可通过对腧穴的长时间刺激，蓄积效应，起到治疗作用。

**适应面广
疗效显著**

皮内针疗法以其鲜明的特色在临床上广泛应用，并且疗效显著。尤其对于一些疼痛性疾病、慢性疾病以及减肥等均有较好疗效。特别需要注意的是，皮内针尚可用于美容，用之治疗痤疮以及扁平疣均已取得了较好的疗效。

第四节　取穴

一、取穴特点

皮内针作为针刺方法的一种，也遵循针灸选穴的基本法则。其包括近部取穴、远部取穴、辨证取穴及对症选穴。

近部取穴　近部取穴是指在病变的局部或者距离病变部位较近的范围内进行临床选穴的一种方法。常用于症状较为明显地反映在体表或病证较为局限的情况下，也是腧穴近治作用的体现，如胃痛选腹部中脘穴，面瘫选局部颊车、地仓、颧髎，近部取风池、翳风等。

远部取穴　远部取穴是指在病变部位所属和相关的经络上，距离病变部位较远的部位进行选穴的方法。应用时尤以肘膝关节以下的穴位为多，它们除了主治所在部位附近的病证外，还可以治疗较远部位的脏腑、组织、器官病证，有的穴位甚至具有影响全身的作用。远部选穴也是腧穴远治作用的体现，如临床上胃痛常选取足阳明胃经在小腿前侧的足三里穴，上牙痛选取足阳明胃经在足部的内庭穴，下牙痛则选取手阳明大肠经在手部的合谷穴等。

辨证取穴

辨证取穴是指根据疾病的证候特点，分析疾病发生的原因，及病程发展变化的进程和特点进行辨证选取穴位的方法。临床上常见的一些病证，如发热、多汗、盗汗、抽风、昏迷等均无明显具体的病变部位，但又呈现出全身症状时，我们就可以采用辨证取穴，如肾阴不足导致的虚热选取肾俞、太溪，肝阳化风导致的抽搐选取太冲、行间等。又如牙痛可根据病因病机的不同，选取不同的穴位，如风火牙痛选风池、外关，胃火牙痛选内庭、二间，肾虚牙痛选太溪、行间等。

对症选穴

对症选穴是指根据疾病的临床表现及特殊症状选取穴位的方法，也是腧穴特殊治疗作用及临床经验在针灸治疗中的具体运用，临床上如腰痛选取腰痛点，落枕选取外劳宫，哮喘选取定喘穴等，这也是大多数经外奇穴的主治特点。

二、配穴原则

临床治疗疾病时穴位常相互配合使用，可起到良好的治疗效果。配穴方法多种多样，总体可归纳为两方面：即按部位配穴和按经络配穴。

**按部位
配穴**

指结合人体腧穴分布的部位进行穴位配伍的方法。主要有上下配穴法、左右配穴法、前后配穴法。

（1）上下配穴法：是临床上运用最广的配穴方法。上是指上肢或腰部以上，下是指下肢或腰部以下。如胃脘痛时上取内关，下取足三里；头项强痛，上取大椎，下配昆仑；肾阴不足所致咽喉疼痛，上取曲池，下配太溪等。

（2）左右配穴法：是将人体左右两侧腧穴相配合应用的方法。由于十二经脉循行是左右对称的，有的还具有左右交叉的特点，即《素问·阴阳应象大论》中提出的"以右治左，以左治右"的配穴方法。临床上如胃痛取双侧足三里、梁丘等。但左右配穴又不局限于选取身体左右同一腧穴。如左侧面瘫取左侧太阳、颊车、地仓和对侧合谷以加强腧穴的协同治疗作用。

（3）前后配穴法：是身体前后部位所在腧穴相互配伍的方法，又称为"腹背阴阳配穴法"。例如迎风流泪，前取眼部的睛明、承泣，后配头后枕部的风池、翳明；脊柱强痛前取面部的水沟、龈交，后配背部的脊中、身柱等。

按部位配穴

按经络配穴

按经络配穴是指按经脉的理论和经脉之间的联系配穴。主要包括本经配穴法、表里经配穴法、同名经配穴法。

（1）本经配穴法：当某一脏腑、经脉发生病变时，选取该脏腑、经脉的腧穴配成处方。如少阳头痛（头两侧疼痛）取足少阳胆经的率谷、风池、足临泣；胃火牙痛取足阳明胃经的颊车、内庭等。

（2）表里经配穴法：是以脏腑、经脉的阴阳表里配合关系为依据的配穴方法。当某一脏腑、经脉发生疾病时，取该经及其表里经腧穴配伍成方。如心绞痛以手厥阴心包经内关配手少阳三焦经外关；肝病以足厥阴肝经期门、太冲配足少阳胆经阳陵泉等。

（3）同名经配穴法：指将手足同名经的治疗作用相近

按经络配穴

的腧穴相互配合运用的配穴方法。同名经脉相互衔接，临床治疗时具有协同作用。如阳明头痛取手阳明经的合谷穴配足阳明经的内庭穴；落枕取手太阳经后溪配足太阳经昆仑等。

第五节　施术部位

皮内针不仅具有普通毫针的针刺作用，还具有作用时间长、使用方便、操作简单、安全无痛苦、患者容易接受等特点，因此可选腧穴范围较广，几乎所有的常用腧穴均可作为皮内针的施术部位。按腧穴类型可分为耳穴、阿是穴、经穴、经外奇穴四类。

一、耳穴

耳穴是皮内针常选的施术部位，既可以单独使用，也可与体穴相配合使用（图2-4）。耳穴中常用的有肝、脾、胆、胃、心、肾、肺、三焦、大肠、十二指肠、直肠、小肠、膀胱、子宫、卵巢、精宫、外生殖器、内生殖器、输尿管、尿道、肛门、内分泌、交感、神门、皮质下、耳迷根、胰、膈、腹、胸、耳中、外耳、屏间、脑干、枕、额、颞、面颊、口、坐骨神经、腰、肾上腺、上颌、下颌、艇中、缘中、艇角、耳尖等。

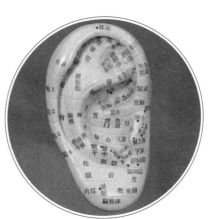

图2-4　耳穴

二、阿是穴、反应点

阿是穴，是一类没有固定部位和名称的腧穴，即"以痛为腧"，主要是压痛点。反应点的范围很广，除了包括传统的腧穴外，还包括压痛点、热敏点、光敏点、磁敏点、电敏点、皮肤感觉异常点等一些部位在感觉、色泽上与正常体表部位不同的点，如瘀点、白斑、皮肤局部凹陷或隆起、丘疹、脱屑、硬结、条索状反应物等。

三、常用经穴和经外奇穴

经穴是指有固定名称和部位，且归属于十二经脉和任、督二脉的腧穴。经外奇穴是指有固定名称和部位，尚未归属或不便于归属于十四经脉的腧穴。除位于关节附近和表浅大血管处的腧穴之外，大部分经穴和经外奇穴都可作为皮内针疗法的施术部位。

皮内针

疗法的针具大体上分为传统

针具和新型改良针具，传统针具包

括颗粒型皮内针和揿钉型皮内针，新型

改良针具包括一次性无菌揿针和清铃揿

针。皮内针在施术前需要选择合适的针

具、舒适的体位，并进行消毒，施术

过程相对简单易掌握，施术后

穴位局部常规消毒。

技法篇

关键词

○ 针具

○ 体位

○ 消毒

○ 适应证

○ 注意事项

○ 禁忌

常用针具

第一节 传统针具

皮内针疗法的传统针具包括颗粒型和揿钉型两种。

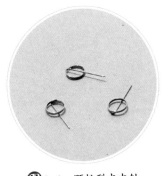

一、颗粒型皮内针

针尾呈椭圆颗粒状的皮内针，又称麦粒型皮内针（图3-1）。形似毫针，长 7mm 或 9mm，针尾为金属颗粒，常用直径为 0.22mm 或 0.26mm 的金、银或不锈钢丝制成。

图3-1 颗粒型皮内针

二、揿钉型皮内针

针尾呈环形并垂直于针身的皮内针，又称图钉型皮内针（图3-2）。长 2mm 或 3mm，用直径为 0.26mm 的不锈钢丝制成。

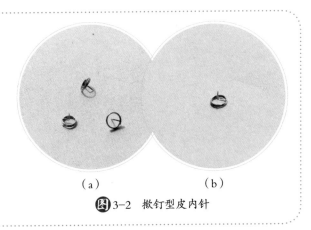

（a）　　　　　　（b）

图3-2 揿钉型皮内针

第二节　新型改良针具

一、一次性无菌揿针

　　皮内针疗法属于侵入性操作，为了克服传统皮内针反复使用必须严格灭菌的弊端，于是出现了新型的一次性无菌揿针，其规格一般为 0.22mm×1.5mm，针尾部覆盖无菌肉色胶布，方便使用（图 3-3）。

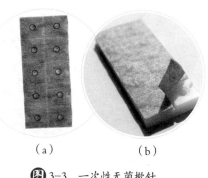

（a）　　　　　（b）

图 3-3　一次性无菌揿针

二、清铃揿针

　　在一次性无菌揿针的基础上又出现了清铃揿针（图 3-4）。清铃揿针是对传统揿针针尖进行了改良，呈松叶状，减轻了刺入时的创痛感；它还将与皮肤的接触点增大为一个平面，从而不会造成局部压迫损害；其固定胶布采用微孔胶布，具有无致敏性、透气性好、舒适、防水、适应皮肤伸缩性的特点，且粘上后不易脱落。清铃揿针的一般规格为 0.2mm×（0.3~1.5）mm。

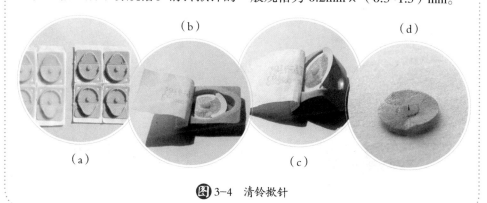

（b）　　　　　　　　　　　　　　　　　　（d）

（a）　　　　　　　　　　　　　（c）

图 3-4　清铃揿针

第四章

技术操作

第一节 施术前准备

一、针具选择

应根据疾病和操作部位的不同，选择相应的皮内针。并注意针身应光滑、无锈蚀，针尖应锐利、无倒钩。

二、部位选择

宜选择易于固定且不妨碍活动的腧穴。

三、体位选择

宜选择患者舒适、医者便于操作的治疗体位。临床上，常用的体位有：仰卧位、侧卧位、俯卧位、仰靠坐位、俯伏坐位、侧伏坐位（图4-1~图4-6）。

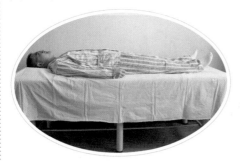

图4-1 仰卧位

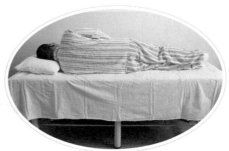

图4-2 侧卧位

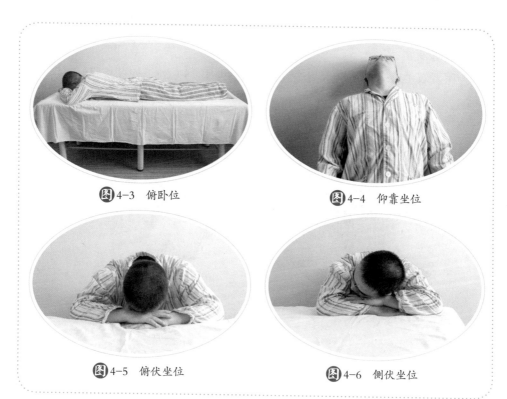

图 4-3　俯卧位

图 4-4　仰靠坐位

图 4-5　俯伏坐位

图 4-6　侧伏坐位

四、环境要求

应注意环境清洁卫生，避免污染。

五、消毒

◎ 器具消毒

所有皮内针操作器具消毒应选择高压蒸汽消毒法。针具宜使用一次性皮内针，并注意无菌的有效期。

◎ 部位消毒

宜用 75% 乙醇或 1%~2% 碘伏在施术部位消毒。（图4-7）

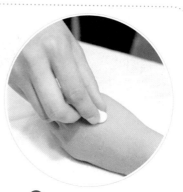

图 4-7　施术部位消毒

◎ 医者消毒

医者双手应先用肥皂水清洗（图4-8），再用75%酒精棉球擦拭（图4-9）。

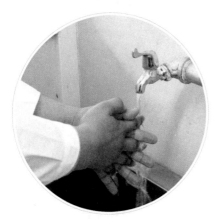 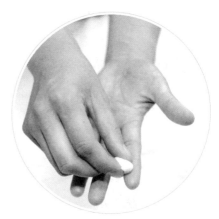

图4-8　医者清洗双手　　　　图4-9　医者用75%酒精棉球擦拭双手

第二节　施术方法

一、颗粒型皮内针的操作

◎ 进针

一手持镊子夹持针尾（图4-10）平刺入腧穴皮内（图4-11）。

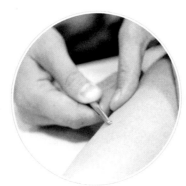 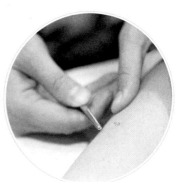

图4-10　镊子夹持颗粒型皮内针针尾　图4-11　平刺入腧穴皮内

⚛ 固定

宜先在针尾下垫一橡皮膏，然后用脱敏胶布从针尾沿针身向刺入的方向覆盖、粘贴固定。（图4-12）

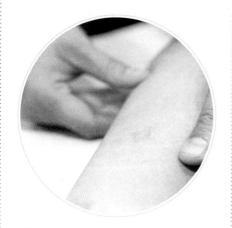

图 4-12　脱敏胶布固定颗粒型皮内针

⚛ 固定后刺激

宜每日按压胶布3~4次，每次约1分钟，以患者耐受为度，两次间隔约4小时。埋针时间宜2~3天，可根据气候、温度、湿度的不同，适当调整。同一埋针部位出针3天后可再次埋针。

⚛ 出针

一手固定埋针部位两侧皮肤，另一手取下胶布，然后持镊子夹持针尾，将针取出。

二、揿钉型皮内针的操作

⚛ 进针

一手持镊子夹持针尾（图4-13）直刺入腧穴皮内（图4-14）。

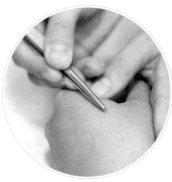

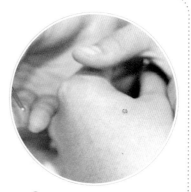

图 4-13　镊子夹持揿钉型皮内针针尾　　**图** 4-14　直刺入腧穴皮内

固定

宜用脱敏胶布覆盖针尾、粘贴固定（同颗粒型皮内针操作）。

固定后刺激

宜每日按压胶布 3~4 次，每次约 1 分钟，以患者耐受为度，两次间隔约 4 小时。埋针时间宜 2~3 天，可根据气候、温度、湿度的不同，适当调整，同一埋针部位出针 3 天后可再次埋针。

出针

一手固定埋针部位两侧皮肤，另一手取下胶布，然后持镊子夹持针尾，将针取出。

三、无菌揿针的操作

进针和固定

（1）拆开一次性无菌揿针包装。（图 4-15）

（2）一手托住无菌揿针包装底座，另一手直接或拿镊子撕开胶布，取出无菌揿针。（图 4-16）

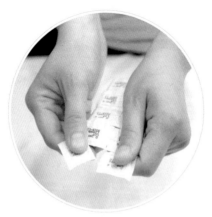

图 4-15　撕开无菌揿针包装

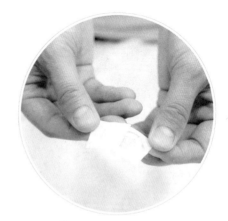

图 4-16　取出无菌揿针

（3）将针直接刺入已消毒的皮肤，按压黏附固定。（图4-17）

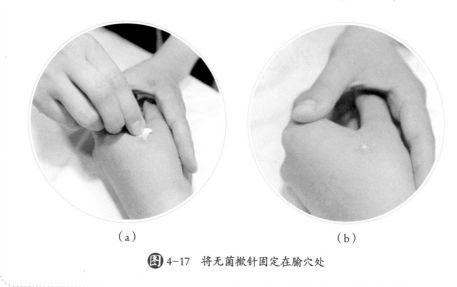

（a）　　　　　　　　　　　　（b）

图4-17　将无菌揿针固定在腧穴处

◎ 固定后刺激

宜每日按压胶布3~4次，每次约1分钟，以患者耐受为度，两次间隔约4小时。埋针时间宜2~3天，可根据气候、温度、湿度的不同，适当调整，同一埋针部位出针3天后可再次埋针。

◎ 出针

一手撕开固定胶布，直接将针取出。

四、施术后处理与局部护理

施术后，应用消毒干棉球按压针孔，局部常规消毒。

第五章

宜忌和意外处理

第一节　适应证

根据现代针灸病谱，得出皮内针疗法治疗疾病共涉及 15 大类系统，166 个病种。在 15 大系统中神经系统、肌肉骨骼系统和结缔组织、消化系统、精神和行为障碍、皮肤和皮下组织、泌尿生殖系统为高频病症系统。166 个病种中颈椎病、腰椎间盘突出症、肩周炎、面肌痉挛、偏头痛、胆石症、便秘、痤疮、扁平疣、肥胖（综合征）、失眠、痛经、遗尿、呃逆、哮喘、近视为高频病种。为客观反映皮内针疗法的常见病症，我们根据总病例数对 166 个病种先进行相似病名的合并，然后进行排序，同时兼顾临床治疗频次，均衡各系统病症，总病例数由高至低排列，其中括号内为该病症系统的病种总数、文献篇数 / 总病例数。

❶ 肌肉骨骼系统和结缔组织病症（30 个病种，61/3623）

颈椎病、腰椎间盘突出症、肩周炎、膝关节骨性关节炎、软组织伤、肩痛、腕管综合征、腰肌劳损、背肌筋膜炎、网球肘、胁痛、背痛、足跟痛、肌痛、颞颌关节功能紊乱、风湿性关节炎、反应性关节炎、急性痛风性关节炎、腰痛、腱鞘囊肿、跟骨骨刺、臀部疼痛、跟腱疼痛、痹证、落枕、关节肿胀、桡骨茎突疼、肘部疼痛、膝鹅足滑囊炎、慢性风湿痛。

❷ 神经系统疾病（15 个病种，46/1371）

面肌痉挛、偏头痛、面瘫、三叉神经痛、肋间神经痛、神经性头痛、癫痫、脑萎缩、面瘫后遗症、头痛、框上神经痛、肢幻觉症、躯干神经痛、四肢神经痛、坐骨神经痛。

❸ 消化系统疾病（14 个病种，37/1333）

胆石症、便秘、恶心、呕吐、泄泻、非特异性溃疡性结肠炎、胆囊炎、阑尾炎、胃痛、胃溃疡、浅表胃炎、急性胃炎、肠功能紊乱、牙痛、肛肠术后疼痛。

❹ 皮肤和皮下组织疾病（13 个病种，37/2309）

痤疮、扁平疣、荨麻疹、接触性皮炎、皮肤瘙痒、药物性皮炎、黄褐斑、蝴蝶斑、神经性皮炎、带状疱疹、湿疹、色斑、瘾疹。

❺ 泌尿生殖系统疾病（13 个病种，38/1809）

痛经、遗尿、慢性前列腺炎、泌尿系结石、乳房良性肿块、乳腺增生、更年期综合征、尿崩、肾绞痛、尿潴留、子宫内膜异位症、前列腺增生、性交痛。

❻ 损伤、中毒和外因的某些后果（6 个病种，8/371）

膝关节扭伤、晕动病、胸胁迸伤、伤科内伤、腰扭伤、外伤后疼痛。

❼ 循环系统疾病（7 个病种，11/233）

室上性心律失常、早搏、高血压、心动过速、不稳定性心绞痛、心脏神经官能症、雷诺综合征。

❽ 呼吸系统疾病（6 个病种，29/1501）

呃逆、哮喘、过敏性鼻炎、咳嗽、慢性咽炎、小儿肺炎。

❾ 内分泌、营养和代谢疾病（5 个病种，18/784）

肥胖（综合征）、2 型糖尿病、消瘦、高脂血症、非胰岛素依赖型糖尿病。

❿ 眼和附器疾病（5 个病种，11/3122）

近视、弱视、麦粒肿、传染性急性结膜炎、眼睑跳动。

⓫ 精神和行为障碍（5 个病种，25/1751）

失眠、抑郁症、焦虑性神经症、抑郁性神经症、强迫症。

⓬ 症状、体征和临床与实验室异常所见，不可归类在他处者（4 个病种，6/11）
甲状腺功能检查异常、嗅觉丧失、鼻出血、多汗症。

⑬ 传染病和寄生虫病（4 个病种，4/167）

胆道蛔虫症、流行性腮腺炎、疟疾、破伤风。

⑭ 妊娠、分娩和产褥期（3 个病种，5/156）

分娩镇痛、缩短产程、人工流产镇痛。

⑮ 耳和乳突病（3 个病种，3/80）

耳廓假性囊肿、内耳眩晕、突发性耳聋。

⑯ 肿瘤（1 个病种，1/1）

肿瘤晚期疼痛。

⑰ 其他（5 个病种，10/660）

体弱惧针者、围手术期辅助镇痛、考场综合征、戒烟、恐异症。

第二节　注意事项

❶ 初次接受治疗的患者，应首先消除其紧张情绪。

❷ 老人、儿童、孕妇、体弱者，治疗量不宜过大。

❸ 关节和颜面部慎用。

第三节　禁忌

❶ 红肿、皮损局部及皮肤病患部。

❷ 紫癜和瘢痕部。

❸ 体表大血管部。

❹ 孕妇下腹、腰骶部。

❺ 金属过敏者。

❻ 危险烈性传染病。

第四节 异常情况的处理

① 埋针部位出现异常疼痛时，应调整针的深度、方向，若调整后仍未缓解应出针。

② 埋针期间局部发生感染应立即出针，一般为轻度感染，可局部涂抹碘伏或安尔碘，保持局部皮肤的清洁，饮食宜清淡；若感染较重，需就医进行专科处理。

③ 埋针期间发生过敏者应立即出针，一般轻度过敏表现为施术局部皮肤的反应，可涂抹抗过敏药膏；若过敏症状较重，需就医进行专科处理。

皮内针

疗法刺激表浅，古人认为

"百病所起，皆趋于荣卫，然后淫

于皮肉筋脉，是以刺法中但举荣卫"，

因其操作简便、安全无痛苦而被广泛应用

于临床各科。本章将对皮内针疗法所涉

及的头面躯体痛证、内科、外科、妇

科、儿科、五官科、皮肤科等

病证进行详细阐述。

临床篇

关键词

○ 病证
○ 处方
○ 定位
○ 操作

第六章 头面躯体痛证

颈椎病

概述

颈椎病又称颈椎综合征，是指颈椎及其周围的软组织，如椎间盘、黄韧带、脊髓鞘膜等发生病理改变，导致颈神经根、颈脊髓、椎动脉及交感神经受到压迫或刺激而产生的各种症状。其部分症状可分别见于中医学的"颈肩痛""肩背痛""项强""颈筋急""头痛""眩晕"等病症中。

颈椎病按其受压部位不同，一般可分为颈型、神经根型、脊髓型、交感型、椎动脉型、混合型等，临床表现为以颈、项、背部的疼痛为主。颈型颈椎病在颈、项、背部有明显的压痛点。神经根型颈椎病多见颈脊神经所支配区域的麻木、疼痛，以手指发麻和上肢无力为主。脊髓型颈椎病常见颈脊髓损害的表现，可见下肢乏力、行走困难。交感型颈椎病主要表现为头晕、眼花、耳鸣、手麻、心动过速、心前区疼痛等一系列交感神经症状。椎动脉型颈椎病常伴有颈性眩晕的发生。

皮内针治疗适用于以颈项痛为主症者及各型颈椎病的早期阶段。

病因病机

中医学认为本病因年老体弱，肝肾不足，气血渐衰，督脉空虚，筋骨失养；或久坐耗气，劳损筋肉；或感受外邪，客于经脉；或跌仆损伤，使颈部经络受阻，气血瘀滞，导致颈部疼痛、僵硬、酸胀，上肢疼痛麻木等症状。本病主要与督脉和手足太阳经密切相关。

治疗

◎ 处方

体穴处方（图 6-1~ 图 6-3）

大椎、双侧颈夹脊穴（阳性反应平面上、下两对）、肩中俞。

注：阳性反应平面的确定：于第 1~7 颈椎平面范围内，在脊柱及脊柱两侧 0.5 寸范围内进行触诊，如某一脊椎平面有压痛或触及条索状物，该平面即为阳性反应平面。如触诊发现两个阳性反应平面，则在这两个平面上选取双侧夹脊穴；如有三个或以上阳性反应平面，则在最上层及最下层的阳性反应平面上选取双侧夹脊穴；如仅有一个阳性反应平面，则除选取阳性平面处的夹脊穴外，并选取阳性平面以下相邻的另一对夹脊穴，两对夹脊穴由上至下分别命名为"夹脊穴上""夹脊穴下"。

大椎：在脊柱区，第 7 颈椎棘突下凹陷中，后正中线上。

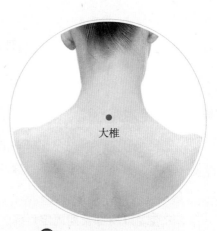

大椎

图 6-1 大椎穴的体表位置

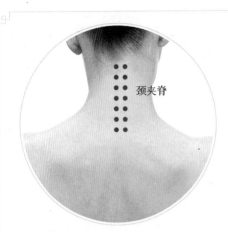

颈夹脊

图 6-2　颈夹脊穴的体表位置

颈夹脊：在脊柱区，第 1~7 颈椎棘突下缘，后正中线旁开 0.5 寸，一侧七穴。

肩中俞：在脊柱区，第 7 颈椎棘突下，后正中线旁开 2 寸。

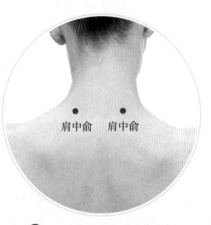

肩中俞　肩中俞

图 6-3　肩中俞穴的体表位置

操作

穴位常规消毒后，将已消毒的皮内针对准所选穴位皮肤上，用脱敏胶布固定，将胶布压好以确保黏附稳妥。每日按压 3 次，每次 1~3 分钟，每周行 2~3 次治疗，每 2 次治疗间隔 1 天。

肩周炎

概述

肩周炎为肩关节周围软组织退行性炎性病变。以 50 岁左右为多见，女性多于男性，故有"五十肩"之称。属中医学的"肩痹"范畴，又有"漏肩风""肩凝症""冻结肩"等名称。

临床表现以肩部长期固定疼痛，肩关节活动障碍为主要症状。本病的发生与慢性劳损、肩部创伤、内分泌紊乱及感受风寒湿邪等因素有关，多继发于冈上肌肌腱炎、肱二头肌肌腱炎、肩峰下滑囊炎。

病因病机

本病的病变部位在肩部的经脉和经筋。多因慢性劳损、外伤筋骨、气血不足、复感风寒湿邪所致。风寒湿邪侵袭肩部经脉，痹阻气血；或劳累闪挫，筋脉受损；或年老气血不足，筋骨失养，均可导致肩部脉络气血不利而成肩痹。肩痛日久，局部气血运行不利，气血瘀滞，以致患处肿胀粘连，最终关节僵直，肩臂不能举动。

治疗

处方

体穴处方（图6-4~图6-9）

处方一：肩髃、肩井、天宗、曲池。

处方二：风池、肩井、天宗、血海、足三里。

处方三：阿是穴、肩髃、肩髎、肩贞、肩前、肩井、肩外俞。

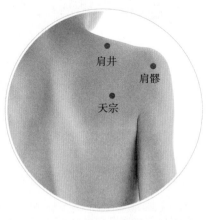

肩井：在肩胛区，第7颈椎棘突与肩峰最外侧点连线的中点。

天宗：在肩胛区，肩胛冈中点与肩胛骨下角连线上1/3与下2/3交点凹陷中。

肩髎：在三角肌区，肩峰角与肱骨大结节两骨间凹陷中。

图6-4 肩井、天宗、肩髎穴的体表位置

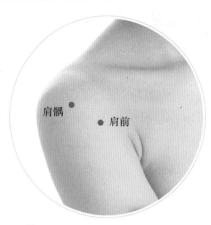

肩髃：在三角肌区，肩峰外侧缘前端与肱骨大结节两骨间凹陷中。

肩前（经外奇穴）：在肩前区，正坐垂肩，腋前皱襞顶端与肩髃连线的中点。

图 6-5　肩髃、肩前穴的体表位置

曲池：在肘区，尺泽与肱骨外上髁连线的中点凹陷处。

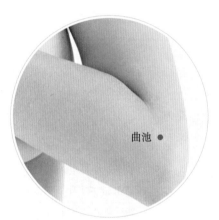

图 6-6　曲池穴的体表位置

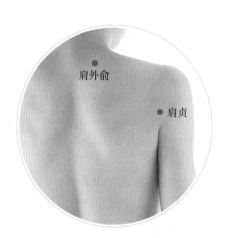

肩外俞：在脊柱区，第1胸椎棘突下，后正中线旁开3寸。

肩贞：在肩胛区，肩关节后下方，腋后纹头直上1寸。

图 6-7　肩外俞、肩贞穴的体表位置

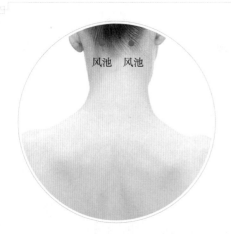
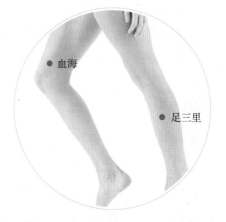

图 6-8　风池穴的体表位置　　　　**图** 6-9　血海、足三里穴的体表位置

风池：在颈后区，枕骨之下，胸锁乳突肌上端与斜方肌上端之间的凹陷中。

血海：在股前区，髌底内侧端上 2 寸，股内侧肌隆起处。

足三里：在小腿外侧，犊鼻下 3 寸，胫骨前嵴外一横指处，犊鼻与解溪连线上。

操作

穴位常规消毒后，将已消毒的皮内针对准所选穴位皮肤上，用脱敏胶布固定，将胶布压好以确保黏附稳妥。每日按压 3 次，每次 1~3 分钟，每周行 2~3 次治疗，每 2 次治疗间隔 1 天。

腰椎间盘突出症

概述

腰椎间盘突出症，又称腰椎间盘纤维环破裂髓核突出症。它是以腰椎间盘发生退行性病变后，在外力作用下，纤维环破裂，髓核突出，刺激或压迫神经根、血管或脊髓等组织引起的腰腿部放射性疼痛及运动障碍为特征的一种病变。其发病部位以第 4~5 腰椎为多，第 5 腰椎 ~ 第 1 骶椎次之，第 3~

第 4 腰椎较少见。

临床表现以腰部疼痛为主，还可出现大腿后方、小腿外侧直到足部的放射痛，在打喷嚏和咳嗽等腹压增高的情况下疼痛加剧。

病因病机

本病主要与感受外邪、跌仆劳损等因素有关。感受风寒湿邪、闪挫跌仆，均可导致气血运行不畅，经络郁滞痹阻而引发疼痛，即"不通则痛"。或素体禀赋不足，或房劳伤肾，腰为肾之府，肾虚则筋脉失养，肾府空虚，亦可引起腰部及肢体的疼痛、麻木、痿软无力，即"不荣则痛"。

治疗

◎ 处方

体穴处方（图 6-10~ 图 6-12）

处方一：腰阳关、肾俞、阿是穴、秩边、风市、阳陵泉。

处方二：大肠俞、肾俞、委中、阳陵泉。

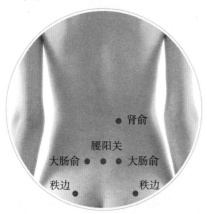

腰阳关：在脊柱区，第 4 腰椎棘突下凹陷中，后正中线上。

肾俞：在脊柱区，第 2 腰椎棘突下，后正中线旁开 1.5 寸。

大肠俞：在脊柱区，第 4 腰椎棘突下，后正中线旁开 1.5 寸。

秩边：在骶区，横平第 4 骶后孔，骶正中嵴旁开 3 寸。

图 6-10　部分体穴处方的体表位置

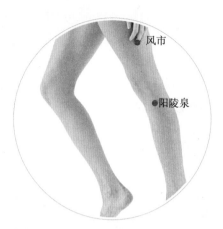

风市：在股部，髌底上7寸；直立垂手，掌心贴于大腿时，中指尖所指凹陷中，髂胫束后缘。

阳陵泉：在小腿外侧，腓骨头前下方凹陷中。

委中：在膝后区，腘横纹中点。

图6-11 风市、阳陵泉穴的体表位置

操作

穴位常规消毒后，将已消毒的皮内针对准所选穴位皮肤上，用脱敏胶布固定，将胶布压好以确保黏附稳妥。建议使用0.6mm或0.9mm长皮内针。每日按压3次，每次1~3分钟，每周行2~3次治疗，每2次治疗间隔1天。

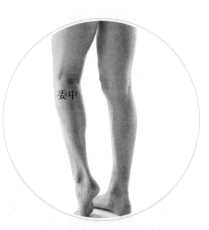

图6-12 委中穴的体表位置

膝关节骨性关节炎

概述

膝关节骨性关节炎是以膝关节疼痛、僵硬、活动受限及关节畸形为主要临床表现的慢性进行性骨关节疾病。

病因病机

　　膝关节骨性关节炎属中医学"痹证"范畴，其病机总属本虚标实，本虚是由肝肾亏虚，精血不足，筋脉失濡，不荣则痛；标实是风寒湿邪、痰瘀等滞留于膝关节，导致局部气血瘀滞，不通则痛。其病位在膝关节，病变常涉及肝、肾、脾脏。

治疗

处方

体穴处方（图6-13、图6-14）

心俞、胆俞、肾俞。

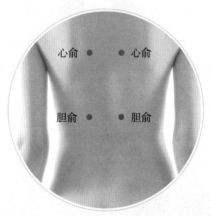

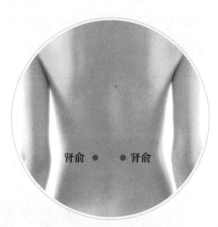

图6-13　心俞、胆俞穴的体表位置　　**图**6-14　肾俞穴的体表位置

　　心俞：在脊柱区，第5胸椎棘突下，后正中线旁开1.5寸。
　　胆俞：在脊柱区，第10胸椎棘突下，后正中线旁开1.5寸。
　　肾俞：在脊柱区，第2腰椎棘突下，后正中线旁开1.5寸。

耳穴处方（图6-15）

耳尖、膝、肾。

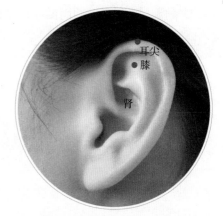

图6-15　耳穴处方的体表位置

　　耳尖：在耳廓向前对折的上部尖端处，即耳轮6、7区交界处。

　　膝：在对耳轮上脚中1/3处，即对耳轮4区。

　　肾：在对耳轮下脚下方后部，即耳甲10区（蓝色点代表该耳穴在耳轮下脚下方后部内侧）。

⊛　操作

　　穴位常规消毒后，将已消毒的皮内针对准所选穴位皮肤上，用脱敏胶布固定，将胶布压好以确保黏附稳妥。每日按压3次，每次1~3分钟，每周行2~3次治疗，每2次治疗间隔1天。

偏头痛

概述

　　偏头痛是由于神经、血管性功能失调所引起的疾病，以一侧头部疼痛反复发作，常伴有恶心、呕吐，对光及声音过敏等为特点。疼痛程度多为中、重度，头痛多为一侧，常局限于额部、颞部和枕部，疼痛开始时为剧烈的搏动性疼痛，后转为持续性钝痛。

病因病机

　　中医理论认为，本病多与恼怒、紧张、风火痰浊有关。情志不遂，肝失疏泄，郁而化火；或恼怒急躁，肝阳上亢，风火循肝胆经脉上冲头部；或体内素有痰湿，随肝阳上冲而循经走窜，留滞于头部少阳经脉，使经络痹阻不通，故暴痛骤起。

治疗

处方

体穴处方（图6-16~图6-18）

处方一：阿是穴、合谷、外关、太阳。

处方二：阿是穴、合谷、瞳子髎、太阳。

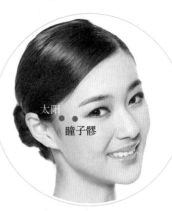

太阳：在头部，当眉梢与目外眦之间，向后约一横指的凹陷中。

瞳子髎：在面部，目外眦外侧0.5寸凹陷中。

合谷：在手背，第2掌骨桡侧的中点处。

外关：在前臂后区，腕背侧远端横纹上2寸，尺骨与桡骨间隙中点。

图6-16 太阳穴、瞳子髎的体表位置

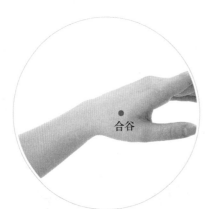

图6-17 合谷穴的体表位置

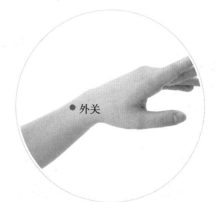

图6-18 外关穴的体表位置

耳穴处方（图 6-19）

神门、交感、脑干、内分泌。

神门：在三角窝后 1/3 的上部，即三角窝 4 区。

交感：在对耳轮下脚前端与耳轮内缘交界处，即对耳轮 6 区前端。

脑干：在轮屏切迹处，即对耳屏 3、4 区之间。

内分泌：在屏间切迹内，耳甲腔的底部，即耳甲 18 区。

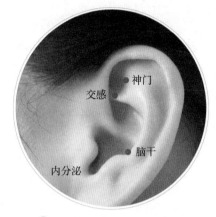

图 6-19　耳穴处方的体表位置

操作

穴位常规消毒后，将已消毒的皮内针对准所选穴位皮肤上，用脱敏胶布固定，将胶布压好以确保黏附稳妥。每日按压 3 次，每次 1~3 分钟，每周行 2~3 次治疗，每 2 次治疗间隔 1 天。

神经性头痛

概述

神经性头痛主要是指紧张性头痛、功能性头痛及血管神经性头痛，多由精神紧张、生气引起，主要症状为持续性的头部闷痛、压迫感、沉重感，有的病人自诉为头部有"紧箍"感。大部分病人为两侧头痛，多为两颞侧、后枕部及头顶部或全头部。头痛性质为钝痛、胀痛、压迫感、麻木感和束带样紧箍感。

本病系由风邪、气郁、肝阳上扰，或痰浊、瘀血阻滞脑络，或阴阳气血亏虚，脑络失养所致。其病位在脑络、肝、脾、肾。其病性，多为本虚标实，临床所见，肝脾肾亏虚为本，风痰瘀为标。发作期以标实为主，间歇期以本虚为主。

治疗

处方

体穴处方（图6-20、图6-21）

太阳、悬颅、太冲。

太阳：在头部，当眉梢与目外眦之间，向后约一横指的凹陷中。

悬颅：在头部，从头维至曲鬓的弧形连线（其弧度与鬓发弧度相应）的中点处。

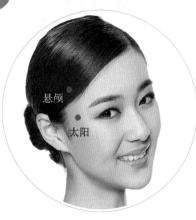

图6-20 太阳、悬颅穴的体表位置

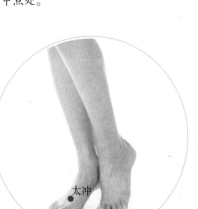

图6-21 太冲穴的体表位置

太冲：在足背，第1、2跖骨间，跖骨底结合部前方凹陷中，或触及动脉搏动。

耳穴处方（图 6-22）

脑干、皮质下。

脑干：在轮屏切迹处，即对耳屏3、4 区之间。

皮质下：在对耳屏内侧面，即对耳屏 4 区（蓝色点代表该耳穴在对耳屏内侧面）。

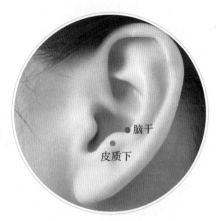

图 6-22　脑干、皮质下的体表位置

操作

穴位常规消毒后，将已消毒的皮内针对准所选穴位皮肤上，用脱敏胶布固定，将胶布压好以确保黏附稳妥。每日按压 3 次，每次 1~3 分钟，每周行2~3 次治疗，每 2 次治疗间隔 1 天。

三叉神经痛

概述

三叉神经痛是指发生在面部三叉神经分布区内，呈阵发性反复发作的短暂剧痛的疾病。疼痛常涉及一侧三叉神经的第 1、2 或第 3 支，可分为原发性及继发性两种。本病多发生于成人及老年人，女性略多于男性，大多为单侧性。属于中医学的"面痛"范畴。

病因病机

本病多因风、火、热等邪气上扰头面，气血运行失常所致。风邪侵袭，阳明火盛，肝阳上亢为常见病因。病变多与肝胃有关，日久涉及脾肾。发作时多为实证，或虚实夹杂。

治疗

处方

体穴处方（图 6-23~图 6-25）

阳白、四白、翳风、合谷。

阳白：在头部，眉上 1 寸，瞳孔直上。

四白：在面部，眶下孔处。

翳风：在颈部，耳垂后方，乳突下端前方凹陷中。

合谷：在手背，第 2 掌骨桡侧的中点处。

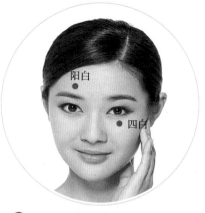

图 6-23　阳白、四白穴的体表位置

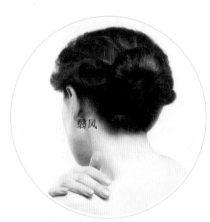

图 6-24　翳风穴的体表位置

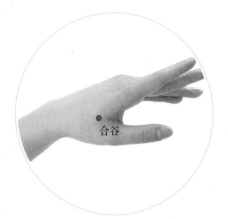

图 6-25　合谷穴的体表位置

耳穴处方（图6-26）

神门、胃、面颊。

　　神门：在三角窝后1/3的上部，即三角窝4区。

　　胃：在耳轮脚消失处，即耳甲4区。

　　面颊：在耳垂正面眼区与内耳区之间，即耳垂5、6区交界处。

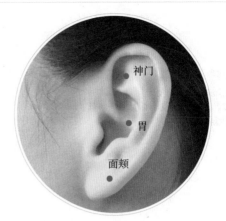

图 6-26　耳穴处方的体表位置

　操作

　　穴位常规消毒后，将已消毒的皮内针对准所选穴位皮肤上，用脱敏胶布固定，将胶布压好以确保黏附稳妥。每日按压3次，每次1~3分钟，每周行2~3次治疗，每2次治疗间隔1天。

第七章

内科病证

面肌痉挛

概述

面肌痉挛，又称面肌抽搐，为一种半侧面部不自主抽搐的病症。抽搐呈阵发性且不规则，程度不等，可因疲倦、精神紧张及自主运动等而加重。面肌痉挛可以分为两种，一种是原发型面肌痉挛，另一种是面瘫后遗症产生的面肌痉挛。两种类型可以从症状表现上区分出来。原发型面肌痉挛，在静止状态下也可发生，痉挛数分钟后缓解，不受控制；面瘫后遗症产生的面肌痉挛，只在做眨眼、抬眉等动作时发生。

病因病机

本病属肝脾二经，肝开窍于目，主筋；胞睑属脾，主肌肉；肝主疏泄、脾主运化。若肝脏疏泄功能失职，或暗耗肝阴，或横侮脾土，致肝阳偏亢、肝风上扰，或风热之邪外侵，引动内风，客于肌腠，风性善动，在肢体则表现为筋惕肉瞤；在眼部、面部则表现为筋急抽搐、眼脸振跳。

治疗

处方

体穴处方（图7-1、图7-2）

处方一：面部痉挛处、肝俞、脾俞、肾俞。

处方二：肝俞、肾俞、阳白、四白、瞳子髎、颧髎。

肝俞：在脊柱区，第9胸椎棘突下，后正中线旁开1.5寸。

脾俞：在脊柱区，第11胸椎棘突下，后正中线旁开1.5寸。

肾俞：在脊柱区，第2腰椎棘突下，后正中线旁开1.5寸。

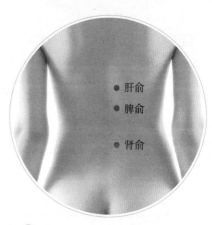

● 肝俞

● 脾俞

● 肾俞

图7-1　体穴处方的体表位置（1）

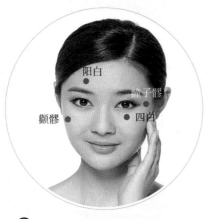

阳白

瞳子髎

颧髎　　四白

图7-2　体穴处方的体表位置（2）

阳白：在头部，眉上1寸，瞳孔直上。

四白：在面部，眶下孔处。

瞳子髎：在面部，目外眦外侧0.5寸凹陷中。

颧髎：在面部，颧骨下缘，目外眦直下凹陷中。

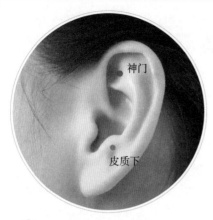

神门

皮质下

图7-3 神门、皮质下的体表位置

耳穴处方（图7-3）

神门、皮质下。

神门：在三角窝后1/3的上部，即三角窝4区。

皮质下：在对耳屏内侧面，即对耳屏4区（蓝色点代表该耳穴在对耳屏内侧面）。

操作

穴位常规消毒后，将已消毒的皮内针对准所选穴位皮肤上，用脱敏胶布固定，将胶布压好以确保黏附稳妥。每日按压3次，每次1~3分钟，每周行2~3次治疗，每2次治疗间隔1天。

失　眠

概述

失眠是以经常不能获得正常睡眠，或入睡困难，或睡眠时间不足，或睡眠不深，严重者彻夜不眠为特征的病症。中医又称为"不寐""不得卧"等。本病属于西医学的睡眠障碍，认为是由于长期过度的紧张、脑力劳动、强烈的思想情绪波动、久病后体质虚弱等，使大脑皮层兴奋与抑制相互失衡，导致大脑皮层功能活动紊乱而致。

病因病机

本病与饮食、情志、劳倦、体虚等因素有关，这些因素最终均可导致邪气扰动心神或心神失于濡养、温煦，心神不安，阴跷脉、阳跷脉功能失于平衡，而出现失眠。

治疗

处方

体穴处方（图7-4~图7-8）

主穴：心俞、脾俞、三阴交。

配穴：

（1）心气不足加神门、内关。

（2）心肾不交加太溪、复溜。

（3）肝气郁结加太冲、外关。

（4）胆郁痰扰加丰隆、阴陵泉。

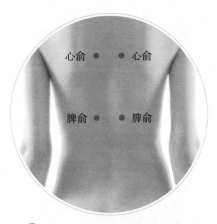

图7-4　心俞、脾俞穴的体表位置

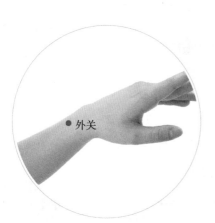

图7-5　外关穴的体表位置

心俞：在脊柱区，第5胸椎棘突下，后正中线旁开1.5寸。

脾俞：在脊柱区，第11胸椎棘突下，后正中线旁开1.5寸。

外关：在前臂后区，腕背侧远端横纹上2寸，尺骨与桡骨间隙中点。

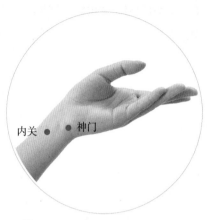

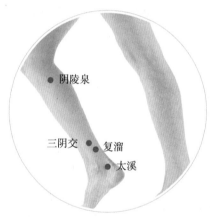

神门：在腕前区，腕掌侧远端横纹尺侧端，尺侧腕屈肌腱的桡侧缘。

内关：在前臂前区，腕掌侧远端横纹上2寸，掌长肌腱与桡侧腕屈肌腱之间。

图7-6　神门、内关穴的体表位置

三阴交：在小腿内侧，内踝尖上3寸，胫骨内侧缘后际。

阴陵泉：在小腿内侧，胫骨内侧髁下缘与胫骨内侧缘之间的凹陷中。

太溪：在踝区，内踝尖与跟腱之间的凹陷中。

复溜：在小腿内侧，内踝尖上2寸，跟腱的前缘。

图7-7　部分体穴处方的体表位置

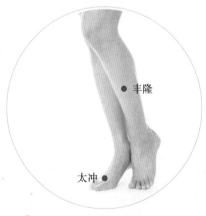

太冲：在足背，第1、2跖骨间，跖骨底结合部前方凹陷中，或触及动脉搏动。

丰隆：在小腿外侧，外踝尖上8寸，胫骨前嵴外缘；条口外侧一横指处。

图7-8　太冲、丰隆穴的体表位置

耳穴处方（图7-9）

处方一：神门、皮质下、心、肝。

处方二：神门、皮质下、内分泌、心、胰胆、三焦。

神门：在三角窝后1/3的上部，即三角窝4区。

皮质下：在对耳屏内侧面，即对耳屏4区（蓝色点代表该耳穴在对耳屏内侧面）。

内分泌：在屏间切迹内，耳甲腔的底部，即耳甲18区。

心：在耳甲腔正中凹陷中，即耳甲15区。

肝：在耳甲艇的后下部，即耳甲12区。

胰胆：在耳甲艇的后上部，即耳甲11区。

三焦：在外耳门后下，肺与内分泌区之间，即耳甲17区。

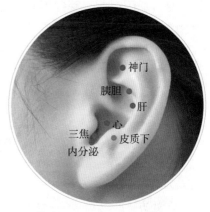

图7-9　耳穴处方的体表位置

操作

穴位常规消毒后，将已消毒的皮内针对准所选穴位皮肤上，用脱敏胶布固定，将胶布压好以确保黏附稳妥。每日按压3次，每次1~3分钟，每周行2~3次治疗，每2次治疗间隔1天。

胃　痛

概述

胃痛是指食伤生冷或肝胃不和导致胃黏膜受损、胃肠蠕动下降，以胃脘部胀满、闷痛，食欲减退为主要表现的一种常见病症，多见于嗜好烟酒、多思之人和老年患者。属中医"胃脘痛"范畴，西医多见于胃黏膜萎缩、糜烂性（轻、中、重度）及浅表性胃炎等。

病因病机

本病多因过食生冷伤及中阳，或肝郁气滞影响胃的枢机功能、老年体虚脾胃不足等原因引起，脾气不升、胃气不降以致中脘痞满，甚至疼痛，食纳下降等。

治疗

处方

体穴处方（图7-10~图7-12）

处方一：中脘、建里、足三里、三阴交。

处方二：中脘、建里、足三里、内关。

中脘：在上腹部，脐中上4寸，前正中线上。

建里：在上腹部，脐中上3寸，前正中线上。

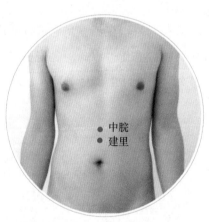

中脘
建里

图7-10　中脘、建里穴的体表位置

足三里：在小腿外侧，犊鼻下3寸，胫骨前嵴外一横指处，犊鼻与解溪连线上。

三阴交：在小腿内侧，内踝尖上3寸，胫骨内侧缘后际。

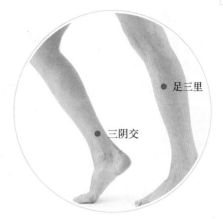

图7-11　足三里、三阴交穴的体表位置

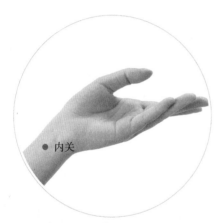

图7-12　内关穴的体表位置

内关：在前臂前区，腕掌侧远端横纹上2寸，掌长肌腱与桡侧腕屈肌腱之间。

耳穴处方（图7-13）

脾、胃、肝。

脾：在BD线下方，耳甲腔的后上方，即耳甲13区。

注：在耳甲内，由耳轮脚消失处向后作一水平线与对耳轮耳甲缘相交，设交点为D点；设耳轮脚消失处至D点连线的中、后1/3交界处为B点。

胃：在耳轮脚消失处，即耳甲4区。

肝：在耳甲艇的后下部，即耳甲12区。

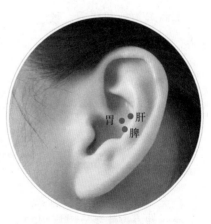

图7-13　耳穴处方的体表位置

◉ **操作**

　　穴位常规消毒后，将已消毒的皮内针对准所选穴位皮肤上，用脱敏胶布固定，将胶布压好以确保黏附稳妥。每日按压 3 次，每次 1~3 分钟，每周行 2~3 次治疗，每 2 次治疗间隔 1 天。

恶心呕吐

概述

　　恶心呕吐是临床常见的胃部不适的两种表现。恶心是主观感觉，表现为胃部的不适和胀满感；呕吐是胃的反射性强力收缩致使胃中之物从口中吐出的病症。呕吐又进一步区分为呕和吐，中医古代文献记载：有声有物乃呕，有物无声乃吐，有声无物乃干呕。恶心、呕吐虽为两种不同的临床表现，但二者常常相互伴随而发，恶心常为呕吐的前奏。西医多见于胃神经官能症、急慢性胃炎、胃镜检查术后、肿瘤放化疗术后等疾病中。

病因病机

　　本病多与外邪犯胃、饮食不节、情志失调、体虚劳倦等因素相关。病位在胃，由各种原因导致的胃腑气机失常，失于和降，气逆于上，发为本病。

治疗

◉ **处方**

体穴处方（图 7-14~ 图 7-16）

内关、中脘、足三里。

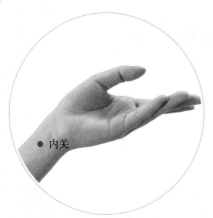

图 7-14 内关穴的体表位置

内关：在前臂前区，腕掌侧远端横纹上2寸，掌长肌腱与桡侧腕屈肌腱之间。

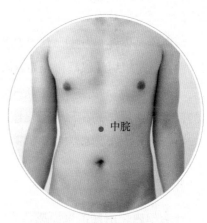

图 7-15 中脘穴的体表位置

中脘：在上腹部，脐中上4寸，前正中线上。

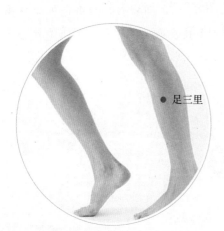

图 7-16 足三里穴的体表位置

足三里：在小腿外侧，犊鼻下3寸，胫骨前嵴外一横指处，犊鼻与解溪连线上。

❀ 操作

穴位常规消毒后，将已消毒的皮内针对准所选穴位皮肤上，用脱敏胶布固定，将胶布压好以确保黏附稳妥。每日按压 3 次，每次 1~3 分钟，每周行 2~3 次治疗，每 2 次治疗间隔 1 天。

高血压

概述

高血压是以体循环动脉压升高为主要表现的综合征，是常见的心血管疾病。世界卫生组织建议高血压为收缩压 140mmHg 或以上，舒张压 90mmHg 或以上。本病分为原发性高血压和继发性高血压，由于高级神经功能紊乱所引起的持续性血压增高，称为原发性高血压；因泌尿系统及颅内疾病等因素所引起的高血压，称为继发性高血压。本病属于中医学"眩晕""头痛"等范畴。

病因病机

脑居颅内，由髓汇聚而成，为"清明之府"，所以肾精亏虚，气血亏虚不能上奉，髓海不足；或肝风内动，肝阳上扰；或痰浊阻滞，清阳不升等均会影响于脑，而引发本病。

治疗

❀ 处方

体穴处方（图 7-17、图 7-18）

肝俞、胆俞、三阴交。

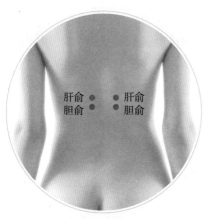

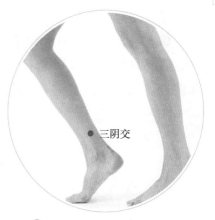

图7-17　肝俞、胆俞穴的体表位置　　　图7-18　三阴交穴的体表位置

肝俞：在脊柱区，第9胸椎棘突下，后正中线旁开1.5寸。

胆俞：在脊柱区，第10胸椎棘突下，后正中线旁开1.5寸。

三阴交：在小腿内侧，内踝尖上3寸，胫骨内侧缘后际。

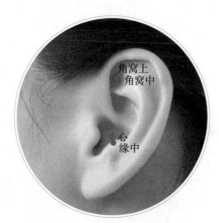

耳穴处方（图7-19）

双侧角窝上(降压点)、角窝中(肝炎点)、缘中（脑点）、心。

注：耳穴降压点、肝炎点、脑点是旧耳穴名称，角窝上、角窝中、缘中分别为标准耳穴名。

图7-19　耳穴处方的体表位置

角窝上（降压点）：在三角窝前1/3的上部，即三角窝1区。

角窝中（肝炎点）：在三角窝中1/3处，即三角窝3区。

缘中（脑点）：在对耳屏游离缘上，对屏尖与轮屏切迹之中点处，即对耳屏2、3、4区交点处。

心：在耳甲腔正中凹陷中，即耳甲15区。

穴位常规消毒后，将已消毒的皮内针对准所选穴位皮肤上，用脱敏胶布固定，将胶布压好以确保黏附稳妥。每日按压 3 次，每次 1~3 分钟，每周行 2~3 次治疗，每 2 次治疗间隔 1 天。

哮 喘

概述

哮喘是一种常见的反复发作性疾病。临床以呼吸急促，喉间哮鸣，甚则张口抬肩，不能平卧为主症。本病一年四季均可发病，尤以寒冷季节和气候急剧变化时发病较多。男女老少皆可罹患。多见于西医学的支气管哮喘、慢性喘息性支气管炎、肺炎、肺气肿、心源性哮喘等。

病因病机

本病的基本病因为痰饮内伏。小儿每因感受时邪而引起；成年者多因久病咳嗽而形成。亦有脾失健运，聚湿生痰，或偏食咸味、肥腻，或进食虾蟹鱼腥，以及情志、劳倦等，均可引动肺经蕴伏之痰饮。痰饮阻塞气道，肺气升降失常，而发为痰鸣哮喘。发作期可气阻痰壅，阻塞气道，表现为邪实；如反复发作，必致肺气耗损，久则累及脾肾，故在缓解期多见虚象。

治疗

处方

体穴处方（图 7-20~ 图 7-22）

处方一：肺俞、定喘、膻中。

处方二：肺俞、定喘、肾俞、脾俞。

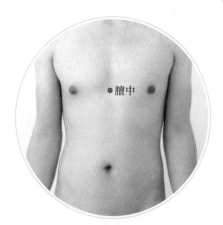

膻中：在胸部，横平第 4 肋间隙，前正中线上。

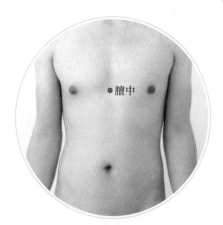

图 7-20　膻中穴的体表位置

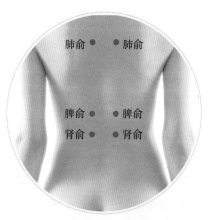

图 7-21　部分体穴处方的体表位置

肺俞：在脊柱区，第 3 胸椎棘突下，后正中线旁开 1.5 寸。

脾俞：在脊柱区，第 11 胸椎棘突下，后正中线旁开 1.5 寸。

肾俞：在脊柱区，第 2 腰椎棘突下，后正中线旁开 1.5 寸。

定喘：在脊柱区，横平第 7 颈椎棘突下，后正中线旁开 0.5 寸。

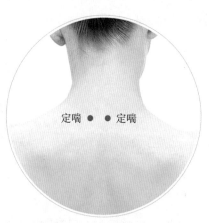

图 7-22　定喘穴的体表位置

⊛ **操作**

穴位常规消毒后，将已消毒的皮内针对准所选穴位皮肤上，用脱敏胶布固定，将胶布压好以确保黏附稳妥。每日按压 3 次，每次 1~3 分钟，每周行 2~3 次治疗，每 2 次治疗间隔 1 天。

泄 泻

㊙㊙ **概述**

泄泻亦称"腹泻"，是以排便次数增多，粪质稀薄或完谷不化，甚至泻出如水样便为主症的病症。古人将大便溏薄者称为"泄"，大便如水注者称为"泻"。本病一年四季均可发生，但以夏秋两季多见。

㊙㊙㊙㊙ **病因病机**

泄泻病变脏腑主要在脾、胃和大小肠。其致病原因，有感受外邪、饮食不洁、情志所伤及脏腑虚弱等，主要病机是脾虚湿盛，脾胃运化功能失调，肠道分清泌浊、传导功能失司。

治疗

⊛ **处方**

体穴处方（图 7-23、图 7-24）

天枢、足三里、上巨虚。

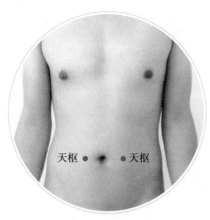
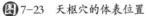
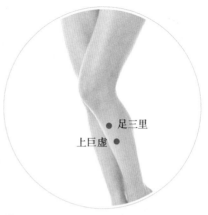

图7-23 天枢穴的体表位置   **图**7-24 足三里、上巨虚穴的体表位置

天枢：在腹部，横平脐中，前正中线旁开2寸。

足三里：在小腿外侧，犊鼻下3寸，胫骨前嵴外一横指处，犊鼻与解溪连线上。

上巨虚：在小腿外侧，犊鼻下6寸，犊鼻与解溪连线上。

耳穴处方（图7-25）

处方一：脾、胃、大肠、小肠、内分泌。

处方二：脾、胃、大肠、小肠、神门。

脾：在BD线下方，耳甲腔的后上方，即耳甲13区。

注：在耳甲内，由耳轮脚消失处向后作一水平线与对耳轮耳甲缘相交，设交点为D点；设耳轮脚消失处至D点连线的中、后1/3交界处为B点。

胃：在耳轮脚消失处，即耳甲4区。

大肠：在耳轮脚及部分耳轮与AB线之间的前1/3处，即耳甲7区。

注：在耳轮内缘上，设耳轮脚切迹至对耳轮下脚间中、上1/3交界处为A点；设耳轮脚消失处至D点连线的中、后1/3交界处为B点。

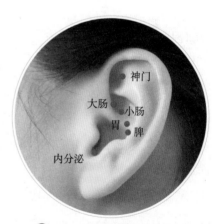

图7-25 耳穴处方的体表位置

小肠：在耳轮脚及部分耳轮与AB线之间的中1/3处，即耳甲6区。

内分泌：在屏间切迹内，耳甲腔的底部，即耳甲18区。

神门：在三角窝后1/3的上部，即三角窝4区。

⊚ 操作

穴位常规消毒后，将已消毒的皮内针对准所选穴位皮肤上，用脱敏胶布固定，将胶布压好以确保黏附稳妥。每日按压 3 次，每次 1~3 分钟，每周行 2~3 次治疗，每 2 次治疗间隔 1 天。

便 秘

概述

便秘是指大便秘结不通，患者粪质干燥、坚硬，排便艰涩难下，常常数日一行，甚至非用泻药、栓剂或灌肠不能排便。西医学认为便秘是多种疾病的一个症状，主要是神经系统病变、全身病变、肠道病变及不良排便习惯所引起，可分为结节便秘和直肠便秘两种。前者系食物残渣在结肠中运行迟缓所引起；后者指食物在直肠滞留过久，又称排便困难。

病因病机

便秘主要为大肠传导失常，粪便在肠内停留时间过久，水液被吸收，以致便质干燥难解。本证的发生与脾胃及肾脏关系密切，可分为实证和虚证两类。

（1）实证便秘：多由胃肠积热，津液受灼，或肠道气机郁滞，传导失司而成便秘。

（2）虚证便秘：多由气血亏耗，或下焦阳气不充，阴寒凝结肠道而成便秘。

治疗

处方

体穴处方（图7-26~图7-29）

处方一：腹结（左）、天枢。

处方一：腹结（左）、大肠俞、支沟、上巨虚。

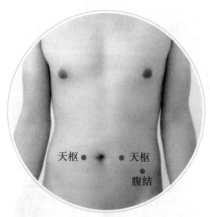

图 7-26　腹结、天枢穴的体表位置

腹结：在下腹部，脐中下1.3寸，前正中线旁开4寸。

天枢：在腹部，横平脐中，前正中线旁开2寸。

大肠俞：在脊柱区，第4腰椎棘突下，后正中线旁开1.5寸。

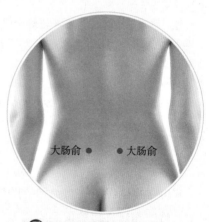

图 7-27　大肠俞穴的体表位置

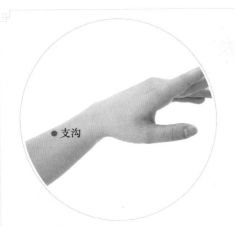

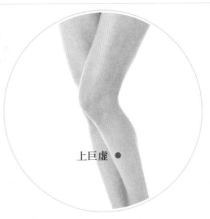

图 7-28　支沟穴的体表位置

图 7-29　上巨虚穴的体表位置

支沟：在前臂后区，腕背侧远端横纹上 3 寸，尺骨与桡骨间隙中点。

上巨虚：在小腿外侧，犊鼻下 6 寸，犊鼻与解溪连线上。

耳穴处方（图 7-30）

直肠、大肠、肺。

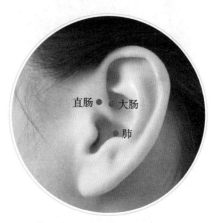

直肠：在耳轮脚棘前上方的耳轮处，即耳轮 2 区。

大肠：在耳轮脚及部分耳轮与 AB 线之间的前 1/3 处，即耳甲 7 区。

注：在耳轮内缘上，设耳轮脚切迹至对耳轮下脚间中、上 1/3 交界处为 A 点；设耳轮脚消失处至 D 点连线的中、后 1/3 交界处为 B 点。

肺：在心、气管区周围处，即耳甲 14 区。

图 7-30　耳穴处方的体表位置

操作

穴位常规消毒后，将已消毒的皮内针对准所选穴位皮肤上，用脱敏胶布固定，将胶布压好以确保黏附稳妥。每日按压 3 次，每次 1~3 分钟，每周行 2~3 次治疗，每 2 次治疗间隔 1 天。

第八章 外科病证

胆石症

概述

胆石症是胆管或胆囊产生胆石而引起的腹痛（胀痛、绞痛或剧痛）、恶心呕吐、畏寒、发热及黄疸等症状的疾病。临床表现取决于结石是否引起胆道感染、胆道梗阻及梗阻的部位和程度。

病因病机

胆石症的中医病因病机为肝郁气滞、肝胆湿热所致。情志不遂，肝失条达，疏泄不利，气机阻滞，不通则痛，故见胁痛；外邪内侵，或饮食不节，以致湿热之邪蕴结于肝胆，久煎成石，阻于肝胆，肝胆失于疏泄条达，而致胁痛。

治疗

处方

体穴处方（图8-1~图8-3）

肝俞、胆俞、脾俞、胃俞、外关、阳陵泉。

肝俞：在脊柱区，第9胸椎棘突下，后正中线旁开1.5寸。

胆俞：在脊柱区，第10胸椎棘突下，后正中线旁开1.5寸。

脾俞：在脊柱区，第11胸椎棘突下，后正中线旁开1.5寸。

胃俞：在脊柱区，第12胸椎棘突下，后正中线旁开1.5寸。

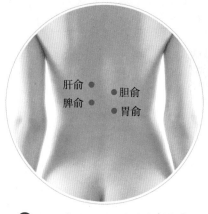

图 8-1　部分体穴处方的体表位置

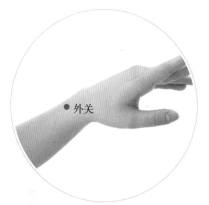

图 8-2　外关穴的体表位置

外关：在前臂后区，腕背侧远端横纹上2寸，尺骨与桡骨间隙中点。

阳陵泉：在小腿外侧，腓骨头前下方凹陷中。

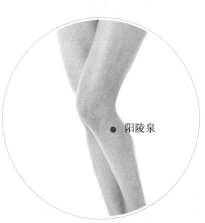

图 8-3　阳陵泉穴的体表位置

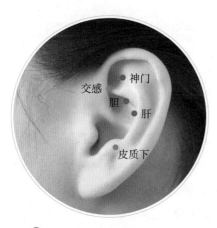

图8-4 耳穴处方一的体表位置

耳穴处方（图8-4、图8-5）

处方一：交感、神门、皮质下、肝、胆。

处方二：肝、胆、脾、胃、三焦、内分泌。

交感：在对耳轮下脚前端与耳轮内缘交界处，即对耳轮6区前端（蓝色点代表该耳穴在耳轮内缘）。

神门：在三角窝后1/3的上部，即三角窝4区。

皮质下：在对耳屏内侧面，即对耳屏4区（蓝色点代表该耳穴在对耳屏内侧面）。

肝：在耳甲艇的后下部，即耳甲12区。

胆：在耳甲艇的后上部，即耳甲11区。

脾：在BD线下方，耳甲腔的后上方，即耳甲13区。

注：在耳甲内，由耳轮脚消失处向后作一水平线与对耳轮耳甲缘相交，设交点为D点；设耳轮脚消失处至D点连线的中、后1/3交界处为B点。

胃：在耳轮脚消失处，即耳甲4区。

三焦：在外耳门后下，肺与内分泌区之间，即耳甲17区。

内分泌：在屏间切迹内，耳甲腔的底部，即耳甲18区。

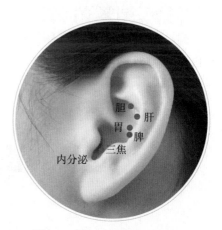

图8-5 耳穴处方二的体表位置

⊛ 操作

穴位常规消毒后，将已消毒的皮内针对准所选穴位皮肤上，用脱敏胶布固定，将胶布压好以确保黏附稳妥。每日按压3次，每次1~3分钟，每周行2~3次治疗，每2次治疗间隔1天。

泌尿系结石

概述

　　泌尿系结石为肾、输尿管、膀胱、尿道结石的总称，是指在泌尿系统内因尿液浓缩沉淀形成颗粒或成块样聚集物，包括肾结石、输尿管结石、膀胱结石和尿道结石。以突然发生的剧烈腰痛、牵引少腹，尿频、尿急、尿痛、尿色混浊，甚至尿中有血或砂石为主要临床表现。

病因病机

　　泌尿系结石属中医"淋证"范畴，淋证的病因可归结为外感湿热、饮食不节、情志失调、禀赋不足或劳伤久病等四个方面，其成因虽有内、外之分，但其基本病机为湿热蕴结下焦，肾与膀胱气化不利。病位在膀胱和肾，且与肝脾有关。

治疗

◎ **处方**

耳穴处方（图8-6～图8-8）

处方一：肾、膀胱、输尿管、尿道。

处方二：肾、膀胱、输尿管、交感。

　　膀胱：在对耳轮下脚下方中部，即耳甲9区。

　　输尿管：在肾区与膀胱区之间，即耳甲9、10区交界处。

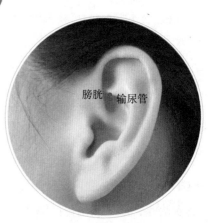

膀胱　输尿管

图8-6　膀胱、输尿管的体表位置

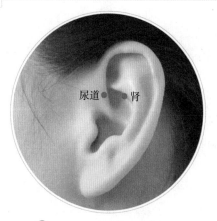 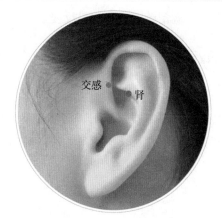

图 8-7　尿道、肾的体表位置　　　　图 8-8　肾、交感的体表位置

尿道：在直肠上方的耳轮处，即耳轮 3 区。

肾：在对耳轮下脚下方后部，即耳甲 10 区。

交感：在对耳轮下脚前端与耳轮内缘交界处，即对耳轮 6 区前端（蓝色点代表该耳穴在耳轮内缘）。

操作

穴位常规消毒后，将已消毒的皮内针对准所选穴位皮肤上，用脱敏胶布固定，将胶布压好以确保黏附稳妥。每日按压 3 次，每次 1~3 分钟，每周行 2~3 次治疗，每 2 次治疗间隔 1 天。

慢性前列腺炎

概述

慢性前列腺炎是指前列腺的慢性非特异性感染性炎症，或前列腺长期充血所致的非感染性慢性炎症。临床表现为尿频、尿痛、尿急、尿末滴白，及腰骶、少腹、耻骨上、会阴等部位的广泛疼痛和不适，以及性功能障碍、不育等。病情缠绵难愈，易反复发作。

病因病机

　　慢性前列腺炎属中医学"淋浊""白浊""白淫""肾虚腰痛"等范畴，其病位在肝、肾、膀胱，病性为本虚标实，本虚为肝肾亏虚，脾虚失运；标实为湿热下注，痰瘀内结，败精滞留，而致肾与膀胱气化不利发为本病。

治疗

○ 处方

体穴处方（图 8-9~ 图 8-11）

　　关元、命门、肾俞、中髎。

　　关元：在下腹部，脐中下
3 寸，前正中线上。

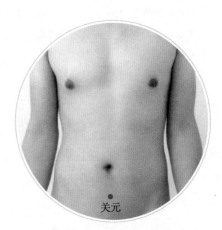

图 8-9　关元穴的体表位置

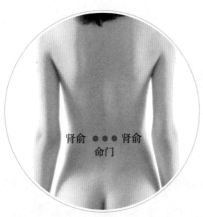

图 8-10　命门、肾俞穴的体表位置

　　命门：在脊柱区，第 2 腰椎棘突
下凹陷中，后正中线上。

　　肾俞：在脊柱区，第 2 腰椎棘突
下，后正中线旁开 1.5 寸。

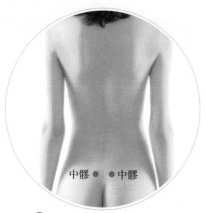

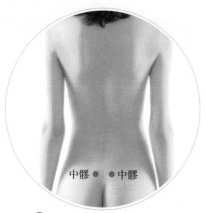
图 8-11 中髎穴的体表位置

中髎：在骶区，正对第 3 骶后孔中。

耳穴处方（图 8-12、图 8-13）

艇角（前列腺）、外生殖器、尿道、神门。

注：前列腺在耳穴定位中对应艇角穴。

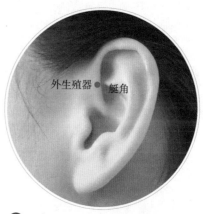
图 8-12 艇角、外生殖器的体表位置

艇角（前列腺）：在对耳轮下脚下方前部，即耳甲 8 区。

外生殖器：在对耳轮下脚前方的耳轮处，即耳轮 4 区。

尿道：在直肠上方的耳轮处，即耳轮 3 区。

神门：在三角窝后 1/3 的上部，即三角窝 4 区。

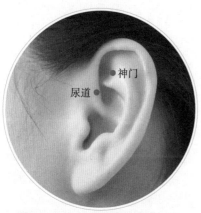
图 8-13 尿道、神门的体表位置

操作

　　穴位常规消毒后，将已消毒的皮内针对准所选穴位皮肤上，用脱敏胶布固定，将胶布压好以确保黏附稳妥。每日按压 3 次，每次 1~3 分钟，每周行 2~3 次治疗，每 2 次治疗间隔 1 天。

第九章

妇科病证

痛　经

概述

痛经是指妇女在月经期前后或月经期中发生周期性小腹疼痛或痛引腰骶，甚至剧痛晕厥者。本病以青年妇女多见。西医学分为原发性痛经与继发性痛经两类，生殖器官无器质性病变者称为原发性痛经或功能性痛经；由于生殖器官器质性病变所引起的痛经称为继发性痛经。本病常与生殖器官局部病变、精神因素和神经、内分泌因素有关。

病因病机

痛经多由情志不调，肝气郁结，血行受阻；或经期受寒饮冷，坐卧湿地，冒雨涉水，寒湿之邪客于胞宫，气血运行不畅所致；或由脾胃素虚，或大病久病，气血虚弱，或禀赋素虚，肝肾不足，精血亏虚，加之行经之后精血更虚，胞脉失养而引起痛经。

治疗

处方

体穴处方（图9-1、图9-2）

次髎、血海、三阴交。

次髎：在骶区，正对第2骶后孔中。

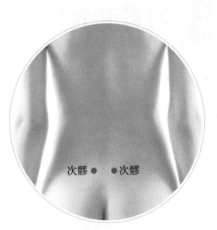

次髎● ●次髎

图9-1　次髎穴的体表位置

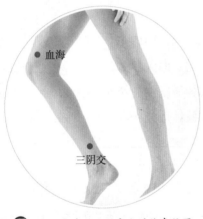

● 血海

三阴交

图9-2　血海、三阴交穴的体表位置

血海：在股前区，髌底内侧端上2寸，股内侧肌隆起处。

三阴交：在小腿内侧，内踝尖上3寸，胫骨内侧缘后际。

耳穴处方（图9-3）

处方一：内分泌、内生殖器（子宫和卵巢）。

处方二：内分泌、神门、交感、皮质下、内生殖器（子宫和卵巢）。

注：耳穴子宫、卵巢是旧耳穴名称，内生殖器为标准耳穴名。

内分泌：在屏间切迹内，耳甲腔的底部，即耳甲 18 区。

内生殖器（子宫和卵巢）：在三角窝前 1/3 的下部，即三角窝 2 区。

神门：在三角窝后 1/3 的上部，即三角窝 4 区。

交感：在对耳轮下脚前端与耳轮内缘交界处，即对耳轮 6 区前端（蓝色点代表该耳穴在耳轮内缘）。

皮质下：在对耳屏内侧面，即对耳屏 4 区（蓝色点代表该耳穴在对耳屏内侧面）。

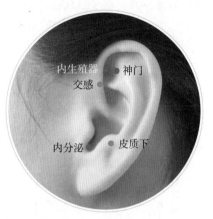

图 9-3　耳穴处方的体表位置

⊙ 操作

穴位常规消毒后，将已消毒的皮内针对准所选穴位皮肤上，用脱敏胶布固定，将胶布压好以确保黏附稳妥。每日按压 3 次，每次 1~3 分钟，每周行 2~3 次治疗，每 2 次治疗间隔 1 天。

月经不调

概述

月经不调是妇科中的常见病，是指月经周期紊乱，经血量及颜色发生异常改变，包括月经先期、后期、不定期，以及月经过多或过少等症状。多见于西医学的排卵性功能失调性子宫出血、生殖器炎症或肿瘤等疾病。

病因病机

中医学认为月经不调的基本病机为冲任失调，脏腑功能失常，气血不和，以及肾 - 天癸 - 冲任 - 胞宫生殖轴失调。其发生常与感受寒邪、饮食伤脾或情志不畅等因素有关。病位在胞宫，与冲、任二脉及肝、脾、肾关系密切。

治疗

处方

耳穴处方（图9-4）

处方一：内生殖器（子宫和卵巢）、内分泌、肝、肾、脾。

处方二：内生殖器（子宫和卵巢）、内分泌、肝、肾、脾、神门、缘中。

内生殖器（子宫和卵巢）：在三角窝前
1/3的下部，即三角窝2区。

内分泌：在屏间切迹内，耳甲腔的底部，
即耳甲18区。

肝：在耳甲艇的后下部，即耳甲12区。

肾：在对耳轮下脚下方后部，即耳甲
10区。

脾：在BD线下方，耳甲腔的后上方，
即耳甲13区。

注：在耳甲内，由耳轮脚消失处向后作
一水平线与对耳轮耳甲缘相交，设交点为D
点；设耳轮脚消失处至D点连线的中、后
1/3交界处为B点。

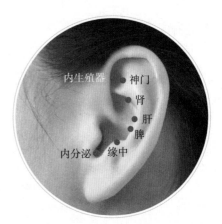

图9-4　耳穴处方的体表位置

神门：在三角窝后1/3的上部，即三角窝4区。

缘中：在对耳屏游离缘上，对屏尖与轮屏切迹之中点处，即对耳屏2、3、4区交点处。

操作

穴位常规消毒后，将已消毒的皮内针对准所选穴位皮肤上，用脱敏胶布
固定，将胶布压好以确保黏附稳妥。每日按压3次，每次1~3分钟，每周行
2~3次治疗，每2次治疗间隔1天。

围绝经期综合征

概述

围绝经期综合征又称更年期综合征，指妇女绝经前后由于性激素波动或减少所致的一系列以自主神经系统功能紊乱为主，伴有神经心理症状的一组症候群。以行经紊乱或绝经为主症，常伴烘热汗出、头晕耳鸣、心悸失眠、烦躁易怒等症，是发生在妇女绝经前后的一种常见病。

病因病机

中医学认为，绝经前后肾气渐衰，天癸将竭，冲任脉虚，生殖功能逐渐减退以至丧失，脏腑功能亦逐渐衰退，而使机体阴阳失于平衡，脏腑气血功能失常，从而出现复杂的绝经前后症状。本病的发生常与先天禀赋、情志所伤、劳逸失度、经孕产乳所伤等因素有关。

治疗

处方

耳穴处方（图 9-5~ 图 9-7）

主穴：肾、肝、内生殖器、内分泌、皮质下。

配穴：

（1）情绪激动、失眠加神门、心、交感。

（2）心悸加心、交感。

（3）血压高加耳尖、耳背沟。

（4）潮热加交感、肺。

（5）耳鸣加内耳。

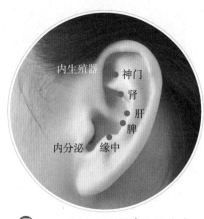

图9-5　耳穴处方的体表位置（1）

肾：在对耳轮下脚下方后部，即耳甲10区。

肝：在耳甲艇的后下部，即耳甲12区。

内生殖器：在三角窝前1/3的下部，即三角窝2区。

内分泌：在屏间切迹内，耳甲腔的底部，即耳甲18区。

皮质下：在对耳屏内侧面，即对耳屏4区（蓝色点代表该耳穴在对耳屏内侧面）。

神门：在三角窝后1/3的上部，即三角窝4区。

心：在耳甲腔正中凹陷中，即耳甲15区。

交感：在对耳轮下脚前端与耳轮内缘交界处，即对耳轮6区前端（蓝色点代表该耳穴在耳轮内缘）。

耳尖：在耳廓向前对折的上部尖端处，即耳轮6、7区交界处。

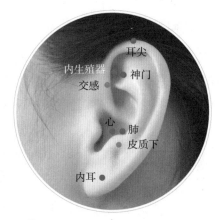

图9-6　耳穴处方的体表位置（2）

肺：在心、气管区周围处，即耳甲14区。

内耳：在耳垂正面后中部，即耳垂6区。

耳背沟：在对耳轮沟和对耳轮上、下脚沟处（蓝色点代表该耳穴在耳轮背面）。

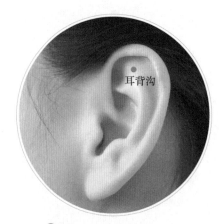

图9-7　耳背沟的体表位置

操作

　　穴位常规消毒后，将已消毒的皮内针对准所选穴位皮肤上，用脱敏胶布固定，将胶布压好以确保黏附稳妥。每日按压 3 次，每次 1~3 分钟，每周行 2~3 次治疗，每 2 次治疗间隔 1 天。

第十章

儿科病证

遗 尿

概述

年满 5 周岁以上，具有正常排尿功能的小儿，在睡眠中小便不能自行控制，称遗尿。偶因疲劳或饮水过多而遗尿者，不做病态论。

病因病机

多由禀赋不足、病后体弱，导致肾气不足，下元虚冷，膀胱约束无力，或病后肺脾气虚，水道制约无权，因而发生遗尿。病变部位主要在肾，病变性质以虚证为主。

治疗

处方

体穴处方（图 10-1~图 10-3）

处方一：关元、肾俞、三阴交、太溪。

处方二：中极、关元、膀胱俞、三阴交。

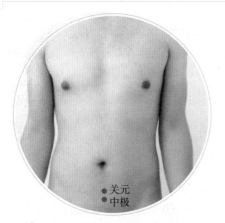

关元：在下腹部，脐中下 3 寸，前正中线上。

中极：在下腹部，脐中下 4 寸，前正中线上。

图 10-1　中极、关元穴的体表位置

肾俞：在脊柱区，第 2 腰椎棘突下，后正中线旁开 1.5 寸。

膀胱俞：在骶区，横平第 2 骶后孔，骶正中嵴旁开 1.5 寸。

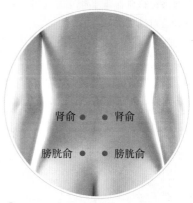

图 10-2　肾俞、膀胱俞穴的体表位置

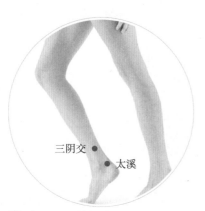

三阴交：在小腿内侧，内踝尖上 3 寸，胫骨内侧缘后际。

太溪：在踝区，内踝尖与跟腱之间的凹陷中。

图 10-3　三阴交、太溪穴的体表位置

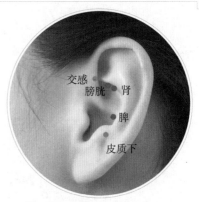

耳穴处方（图 10-4）

膀胱、肾、脾、皮质下、交感

膀胱：在对耳轮下脚下方中部，即耳甲 9 区。

肾：在对耳轮下脚下方后部，即耳甲 10 区。

脾：在 BD 线下方，耳甲腔的后上方，即耳甲 13 区。

注：在耳甲内，由耳轮脚消失处向后作一水平线与对耳轮耳甲缘相交，设交点为 D 点；设耳轮脚消失处至 D 点连线的中、后 1/3 交界处为 B 点。

皮质下：在对耳屏内侧面，即对耳屏 4 区（蓝色点代表该耳穴在对耳屏内侧面）。

图 10-4　耳穴处方的体表位置

交感：在对耳轮下脚前端与耳轮内缘交界处，即对耳轮 6 区前端（蓝色点代表该耳穴在耳轮内缘）。

操作

穴位常规消毒后，将已消毒的皮内针对准所选穴位皮肤上，用脱敏胶布固定，将胶布压好以确保黏附稳妥。每日按压 3 次，每次 1~3 分钟，每周行 2~3 次治疗，每 2 次治疗间隔 1 天。

第十一章　五官科病证

近　视

概述

近视是以近看清楚，远看模糊为特征的眼病。古代医籍又称之"能近怯远症"。西医学将近视分为低、中、高度，凡屈光度 –3.0D 以下者为低度近视；–3.0D 至 –6.0D 之间者为中度近视；–6.0D 以上者为高度近视。多见于学习负担过重的青少年。

病因病机

近视的发生多因先天禀赋不足，后天发育不良、劳心伤神等，使心肝肾气血阴阳受损，致使晶珠形态异常；或因近距离夜读，书写姿势不当，照明不足，使目络瘀阻，目失所养所致。近视主症视物近看清楚，远看模糊不清。

（1）肝肾不足型：兼见失眠，健忘，腰酸，目干涩，舌红，脉细。

（2）心脾两虚型：兼见神疲乏力，纳呆，便溏，头晕，心悸，面色不华或白，舌淡，脉细。

治疗

● 处方

体穴处方（图 11-1～图 11-4）

主穴：风池、翳风、光明、至阴。

配穴：

（1）肝肾不足加肝俞、肾俞。

（2）心脾两虚加心俞、脾俞、足三里。

风池：在颈后区，枕骨之下，胸锁乳突肌上端与斜方肌上端之间的凹陷中。

翳风：在颈部，耳垂后方，乳突下端前方凹陷中。

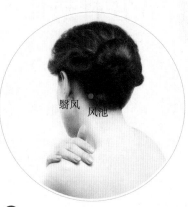

图 11-1　风池、翳风穴的体表位置

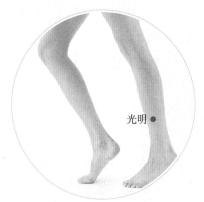

图 11-2　光明穴的体表位置

光明：在小腿外侧，外踝尖上 5 寸，腓骨前缘。

心俞：在脊柱区，第 5 胸椎棘突下，后正中线旁开 1.5 寸。

肝俞：在脊柱区，第 9 胸椎棘突下，后正中线旁开 1.5 寸。

脾俞：在脊柱区，第 11 胸椎棘突下，后正中线旁开 1.5 寸。

肾俞：在脊柱区，第 2 腰椎棘突下，后正中线旁开 1.5 寸。

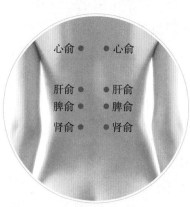

图 11-3　部分体穴处方的体表位置

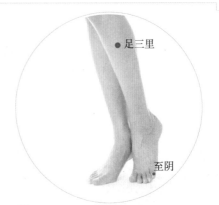

图 11-4　足三里、至阴穴的体表位置

至阴：在足趾，足小趾末节外侧，趾甲根角侧后方 0.1 寸（指寸）。

足三里：在小腿外侧，犊鼻下 3 寸，胫骨前嵴外一横指处，犊鼻与解溪连线上。

耳穴处方（图 11-5）

眼、屏间前（目 1）、屏间后（目 2）、肝、肾。

注：耳穴目 1、目 2 是旧耳穴名称，屏间前、屏间后分别为标准耳穴名。

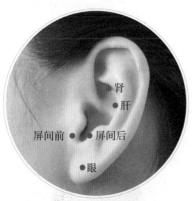

图 11-5　耳穴处方的体表位置

眼：在耳垂正面中央部，即耳垂 5 区。

屏间前（目 1）：在屏间切迹前方耳屏最下部，即耳屏 2 区下缘处。

屏间后（目 2）：在屏间切迹后方对耳屏前下部，即对耳屏 1 区下缘处。

肝：在耳甲艇的后下部，即耳甲 12 区。

肾：在对耳轮下脚下方后部，即耳甲 10 区。

操作

穴位常规消毒后，将已消毒的皮内针对准所选穴位皮肤上，用脱敏胶布固定，将胶布压好以确保黏附稳妥。每日按压 3 次，每次 1~3 分钟，每周行 2~3 次治疗，每 2 次治疗间隔 1 天。

过敏性鼻炎

概述

过悔性鼻炎即变应性鼻炎，是指特异性个体接触变应原后，主要由 IgE 介导的介质（主要是组胺）释放，并有多种免疫活性细胞和细胞因子等参与的鼻黏膜非感染性炎性疾病。过敏性鼻炎的典型症状主要是阵发性喷嚏、清水样鼻涕、鼻塞和鼻痒，部分伴有嗅觉减退。

病因病机

过敏性鼻炎的病机总属本虚标实，本虚多由脏腑功能失调所致，其中又以肺、脾、肾三脏虚损为主；标实是指因感受风寒，异气之邪侵袭而致。亦或因郁热内蕴、阴阳失调、寒热错杂所致。

治疗

处方

体穴处方（图 11-6~ 图 11-9）
迎香、合谷、肺俞、阴陵泉。

迎香：在面部，鼻翼外缘中点旁，鼻唇沟中。

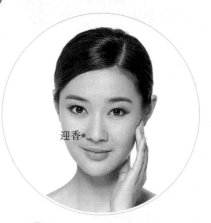

迎香

图 11-6　迎香穴的体表位置

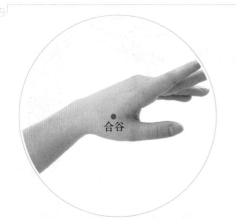

合谷：在手背，第 2 掌骨桡侧的中点处。

图 11-7　合谷穴的体表位置

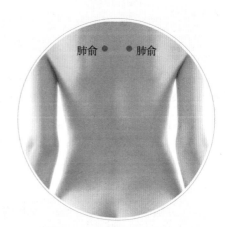

肺俞：在脊柱区，第 3 胸椎棘突下，后正中线旁开 1.5 寸。

图 11-8　肺俞穴的体表位置

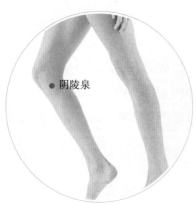

阴陵泉：在小腿内侧，胫骨内侧髁下缘与胫骨内侧缘之间的凹陷中。

图 11-9　阴陵泉穴的体表位置

耳穴处方（图 11-10）

肺、外鼻、内鼻、神门。

肺：在心、气管区周围处，即耳甲14区。

外鼻：在耳屏外侧面中部，即耳屏1、2区之间。

内鼻：在耳屏内侧面下 1/2 处，即耳屏4区（蓝色点代表该耳穴在耳屏内侧面）。

神门：在三角窝后 1/3 的上部，即三角窝4区。

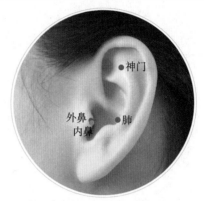

●神门

外鼻
内鼻　●肺

图 11-10　耳穴处方的体表位置

🔘 操作

穴位常规消毒后，将已消毒的皮内针对准所选穴位皮肤上，用脱敏胶布固定，将胶布压好以确保黏附稳妥。每日按压 3 次，每次 1~3 分钟，每周行 2~3 次治疗，每 2 次治疗间隔 1 天。

慢性咽炎

概述

慢性咽炎又称慢性单纯性咽炎，其全身症状均不明显，而以局部症状为主。各型慢性咽炎症状大致相似，且多种多样，如咽部不适感、异物感、痒感、灼热感、干燥感或刺激感，可有微痛，可伴有咳嗽、恶心等。该病属于中医学"喉痹""梅核气""喉蛅"等。

病因病机

中医认为慢性咽炎病因病机常为脏腑虚损，耗伤阴分，虚火上炎于咽喉而致；或因风热喉痹反复发作，余邪滞留；或气滞痰凝，痰火郁结于咽喉；

或粉尘，浊气刺激，嗜好烟酒辛辣，劳伤过度等引起。

治疗

❀ 处方

体穴处方（图 11-11、图 11-12）

廉泉、血海、照海、太溪。

廉泉：在颈前区，喉结
上方，舌骨上缘凹陷中，前
正中线上。

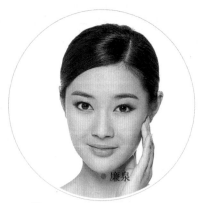

图 11-11　廉泉穴的体表位置

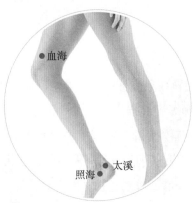

图 11-12　部分体穴处方的体表位置

血海：在股前区，髌底内侧端上 2
寸，股内侧肌隆起处。

照海：在踝区，内踝尖下 1 寸，
内踝下缘边际凹陷中。

太溪：在踝区，内踝尖与跟腱之
间的凹陷中。

耳穴处方（图 11-13）

咽喉、肾上腺、肺、扁桃体。

咽喉：在耳屏内侧面上 1/2 处，即耳屏 3 区（蓝色点代表该耳穴在耳屏内侧面）。

肾上腺：在耳屏游离缘下部尖端，即耳屏 2 区后缘处。

肺：在心、气管区周围处，即耳甲 14 区。

扁桃体：在耳垂正面下部，即耳垂 7、8、9 区。

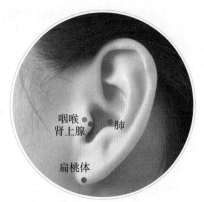

图 11-13 耳穴处方的体表位置

◉ **操作**

穴位常规消毒后，将已消毒的皮内针对准所选穴位皮肤上，用脱敏胶布固定，将胶布压好以确保黏附稳妥。每日按压 3 次，每次 1~3 分钟，每周行 2~3 次治疗，每 2 次治疗间隔 1 天。

慢性唇炎

㊫㊩ **概述**

慢性唇炎为唇部病变中常见的慢性非特异性炎症性疾病，经常反复发作，在唇部形成干燥、皲裂、渗出、糜烂、结痂等慢性损害。慢性唇炎是西医病名，中医称之为"唇风"或"嘴风"。一般以下唇发病最为多见，亦可累及上唇。病情常有反复发作史，以冬、春干燥季节多发。西医病因尚未明确，认为可能与寒冷、季节干燥、烟酒、过热的食物、舔唇、咬唇、精神因素等有关。

㊫㊩㊍ **病因病机**

中医认为本病或因风火毒邪搏结于唇；或因过食辛辣厚味，脾胃湿热，熏灼唇部；或因血燥生风所致。

（1）风火上攻型：口唇瞤动，色深红，以红肿发痒为特征，兼有口干口苦、便秘等症，舌苔黄，脉数

（2）血虚风燥型：口唇裂，出血，燥痒，脱屑，口渴，便秘，目花头晕，舌淡，脉细无力。

（3）脾胃湿热型：口唇破裂、糜烂，口臭，口渴，不欲饮食，便秘或小便赤热，舌红，苔黄腻，脉滑数。

治疗

处方

体穴处方（图 11-14~ 图 11-17）

主穴：承浆、合谷。

配穴：

（1）风火上攻型：内关、神门、三阴交、内庭。

（2）血虚风燥型：内关、神门、三阴交、血海。

（3）脾胃湿热型：足三里、阴陵泉、三阴交。

承浆：在面部，颏唇沟的正中凹陷处。

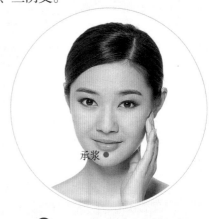

承浆

图 11-14 承浆穴的体表位置

合谷：在手背，第2掌骨桡侧的中点处。

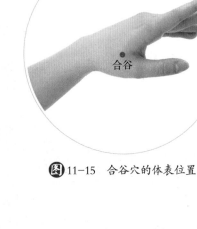

神门：在腕前区，腕掌侧远端横纹尺侧端，尺侧腕屈肌腱的桡侧缘。

内关：在前臂前区，腕掌侧远端横纹上2寸，掌长肌腱与桡侧腕屈肌腱之间。

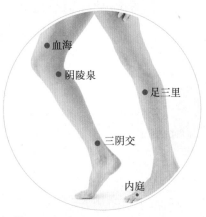

图 11-16　神门、内关穴的体表位置

内庭：在足背，第2、3趾间，趾蹼缘后方赤白肉际处。

血海：在股前区，髌底内侧端上2寸，股内侧肌隆起处。

足三里：在小腿外侧，犊鼻下3寸，胫骨前嵴外一横指处，犊鼻与解溪连线上。

阴陵泉：在小腿内侧，胫骨内侧髁下缘与胫骨内侧缘之间的凹陷中。

三阴交：在小腿内侧，内踝尖上3寸，胫骨内侧缘后际。

图 11-17　部分体穴处方的体表位置

耳穴处方（图 11-18）

处方一：神门、口、内分泌。

处方二：胃、脾、大肠。

神门：在三角窝后 1/3 的上部，即三角窝 4 区。

口：在耳轮脚下方前 1/3 处，即耳甲 1 区。

内分泌：在屏间切迹内，耳甲腔的底部，即耳甲 18 区。

胃：在耳轮脚消失处，即耳甲 4 区。

脾：在 BD 线下方，耳甲腔的后上方，即耳甲 13 区。

注：在耳甲内，由耳轮脚消失处向后作一水平线与对耳轮耳甲缘相交，设交点为 D 点；设耳轮脚消失处至 D 点连线的中、后 1/3 交界处为 B 点。

大肠：在耳轮脚及部分耳轮与 AB 线之间的前 1/3 处，即耳甲 7 区。

注：在耳轮内缘上，设耳轮脚切迹至对耳轮下脚间中、上 1/3 交界处为 A 点；设耳轮脚消失处至 D 点连线的中、后 1/3 交界处为 B 点。

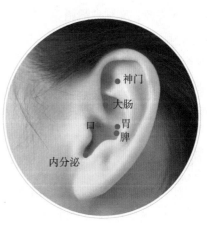

图 11-18　耳穴处方的体表位置

⊛ 操作

穴位常规消毒后，将已消毒的皮内针对准所选穴位皮肤上，用脱敏胶布固定，将胶布压好以确保黏附稳妥。每日按压 3 次，每次 1~3 分钟，每周行 2~3 次治疗，每 2 次治疗间隔 1 天。

酒渣鼻

㈱㈱ 概述

　　酒渣鼻，又称"酒糟鼻""赤鼻""玫瑰痤疮""红鼻子""红鼻头"，是发于鼻部的一种慢性炎症皮肤病。其表现为外鼻皮肤发红，以鼻尖最为明显。酒渣鼻多见于中年人，女性多于男性，但男性患者病情较重。该病病因目前尚不清楚，认为可能的因素包括局部血管舒缩神经失调，毛囊虫及局部反复感染，使用辛辣食物、饮酒、冷热刺激、精神紧张、情绪激动、内分泌功能障碍等。

㈱㈱㈱㈱ 病因病机

　　中医认为酒渣鼻发生于鼻部或鼻周，按部位辨证属肺、胃部，发病原因多由于肺热受风或热盛生风所致，亦可为肝郁气滞，或经络受瘀血阻滞所致。酒渣鼻与热、瘀、毒邪有关，脏腑多与肺、胃、肝、肾有关。

　　❀ 处方

　　体穴处方（图 11-19~图 11-24）

　　主穴：印堂、迎香、地仓、合谷。

　　配穴：

　　（1）血热熏肺型：曲池、大椎。

　　（2）肺胃热盛型：肺俞、脾俞、胃俞、内庭。

　　（3）气血瘀滞型：肝俞、膈俞、血海、太冲。

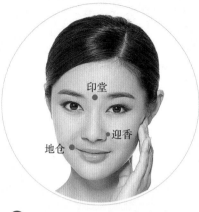

图 11-19　体穴处方的体表位置（1）

印堂：在头部，两眉毛内侧端中间的凹陷中。

迎香：在面部，鼻翼外缘中点旁，鼻唇沟中。

地仓：在面部，口角旁开0.4寸（指寸）。

合谷：在手背，第2掌骨桡侧的中点处。

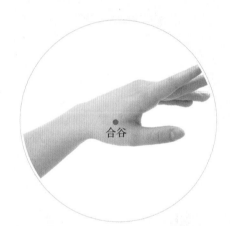

图 11-20　合谷穴的体表位置

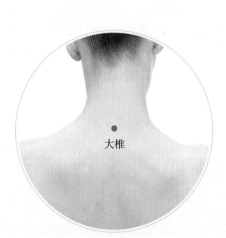

图 11-21　大椎穴的体表位置

大椎：在脊柱区，第7颈椎棘突下凹陷中，后正中线上。

肺俞：在脊柱区，第3胸椎棘突下，后正中线旁开1.5寸。

膈俞：在脊柱区，第7胸椎棘突下，后正中线旁开1.5寸。

肝俞：在脊柱区，第9胸椎棘突下，后正中线旁开1.5寸。

脾俞：在脊柱区，第11胸椎棘突下，后正中线旁开1.5寸。

胃俞：在脊柱区，第12胸椎棘突下，后正中线旁开1.5寸。

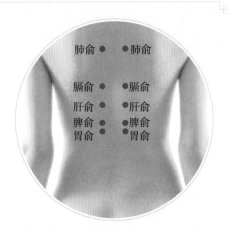

图 11-22 体穴处方的体表位置（2）

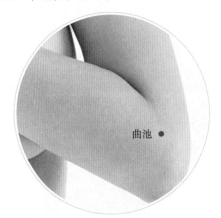

图 11-23 曲池穴的体表位置

曲池：在肘区，尺泽与肱骨外上髁连线的中点凹陷处。

血海：在股前区，髌底内侧端上2寸，股内侧肌隆起处。

太冲：在足背，第1、2跖骨间，跖骨底结合部前方凹陷中，或触及动脉搏动。

内庭：在足背，第2、3趾间，趾蹼缘后方赤白肉际处。

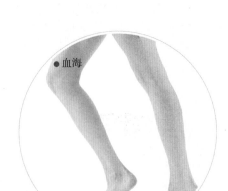

图 11-24 体穴处方的体表位置（3）

耳穴处方（图 11-25）

处方一：胃、肾上腺、内分泌。

处方二：肺、脾、外鼻。

胃：在耳轮脚消失处，即耳甲 4 区。

肾上腺：在耳屏游离缘下部尖端，即耳屏 2 区后缘处。

内分泌：在屏间切迹内，耳甲腔的底部，即耳甲 18 区。

肺：在心、气管区周围处，即耳甲 14 区。

脾：在 BD 线下方，耳甲腔的后上方，即耳甲 13 区。

注：在耳甲内，由耳轮脚消失处向后作一水平线与对耳轮耳甲缘相交，设交点为 D 点；设耳轮脚消失处至 D 点连线的中、后 1/3 交界处为 B 点。

外鼻：在耳屏外侧面中部，即耳屏 1、2 区之间。

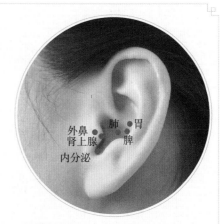

图 11-25　耳穴处方的体表位置

◉ 操作

穴位常规消毒后，将已消毒的皮内针对准所选穴位皮肤上，用脱敏胶布固定，将胶布压好以确保黏附稳妥。每日按压 3 次，每次 1~3 分钟，每周行 2~3 次治疗，每 2 次治疗间隔 1 天。

麦粒肿

㊙述

麦粒肿是指胞睑生小疖肿，形似麦粒，易于溃脓的眼病，又称"睑腺炎""针眼""眼丹"等。西医学认为本病是眼皮脂腺受感染而引起的一种急性化脓性炎症，可分为内、外睑腺炎。凡睫毛毛囊或所属皮脂腺的化脓性炎症为外睑腺炎，而睑板腺的化脓性炎症为内睑腺炎。

㊙因㊙机

本病每因脾胃蕴热，或心火上炎，又复外感风热，积热与外风相博，气血瘀阻，火热结聚，以致眼睑红肿，腐熟化为脓液。

治疗

◉ **处方**

耳穴处方（图 11-26、图 11-27）

处方一：眼、肝、神门。

处方二：眼、屏间前（目 1）、屏间后（目 2）。

注：耳穴目 1、目 2 是旧耳穴名称，屏间前、屏间后分别为标准耳穴名。

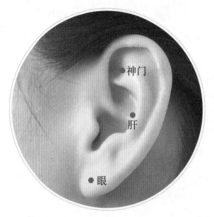

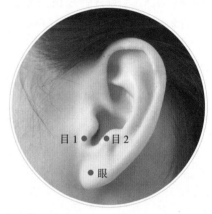

图 11-26　耳穴处方一的体表位置　　　　图 11-27　耳穴处方二的体表位置

　眼：在耳垂正面中央部，即耳垂 5 区。

　肝：在耳甲艇的后下部，即耳甲 12 区。

　神门：在三角窝后 1/3 的上部，即三角窝 4 区。

　屏间前（目 1）：在屏间切迹前方耳屏最下部，即耳屏 2 区下缘处。

　屏间后（目 2）：在屏间切迹后方对耳屏前下部，即对耳屏 1 区下缘处。

◉ **操作**

　　穴位常规消毒后，将已消毒的皮内针对准所选穴位皮肤上，用脱敏胶布固定，将胶布压好以确保黏附稳妥。每日按压 3 次，每次 1~3 分钟，每周行 2~3 次治疗，每 2 次治疗间隔 1 天。

第十二章 皮肤科病证

黄褐斑

概述

黄褐斑也称肝斑，为面部的黄褐色色素沉着，常对称分布于颧颊部，也可累及眶周、前额、上唇和鼻部，边缘一般较明显。无主观症状和全身不适。多见于女性，血中雌激素水平高是主要原因，其发病与妊娠、长期口服避孕药、月经紊乱等因素有关。

病因病机

黄褐斑的病因病机有精血不足，不能上荣于面；或气血痰瘀积滞皮下，色素沉着而致；或肝郁气滞，郁久化热，灼伤阴血，致使颜面气血失和而发病；或脾虚生湿，湿热蕴结，上蒸于面所致；亦与冲任有关，冲任起于胞宫，最终上行至面部，肝郁血滞伤冲任，气血不能上荣于面，故致本病。

治疗

处方

耳穴处方（图 12-1、图 12-2）

处方一：内分泌、皮质下、肝、肾、交感。

处方二：内分泌、皮质下、内生殖器（卵巢）、大肠、肺。

内分泌：在屏间切迹内，耳甲腔的底部，即耳甲 18 区。

皮质下：在对耳屏内侧面，即对耳屏 4 区（蓝色点代表该耳穴在对耳屏内侧面）。

肝：在耳甲艇的后下部，即耳甲 12 区。

肾：在对耳轮下脚下方后部，即耳甲 10 区。

交感：在对耳轮下脚前端与耳轮内缘交界处，即对耳轮 6 区前端（蓝色点代表该耳穴在耳轮内缘）。

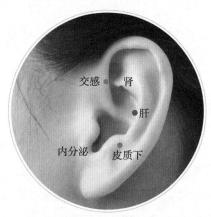

图 12-1　耳穴处方一的体表位置

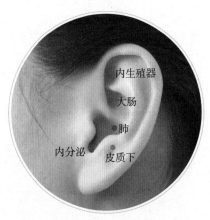

图 12-2　耳穴处方二的体表位置

内生殖器（卵巢）：在三角窝前 1/3 的下部，即三角窝 2 区。

大肠：在耳轮脚及部分耳轮与 AB 线之间的前 1/3 处，即耳甲 7 区。

注：在耳轮内缘上，设耳轮脚切迹至对耳轮下脚间中、上 1/3 交界处为 A 点；设耳轮脚消失处至 D 点连线的中、后 1/3 交界处为 B 点。

肺：在心、气管区周围处，即耳甲 14 区。

操作

穴位常规消毒后，将已消毒的皮内针对准所选穴位皮肤上，用脱敏胶布固定，将胶布压好以确保黏附稳妥。每日按压 3 次，每次 1~3 分钟，每周行 2~3 次治疗，每 2 次治疗间隔 1 天。

皱 纹

概述

皱纹的产生，主要是皮肤老化（自然老化与光老化）的结果。皮肤皱纹是皮肤衰老的明显标志及表现形式。儿童及青少年的皮肤比较柔嫩，富有弹性，一般没有皱纹，但是随着年龄的增长，特别是中年以后，皮肤会变得越来越粗糙，缺少水分和弹性，面部皮肤和皮下深层组织、骨骼肌逐渐蜕变萎缩、下垂和松弛，出现皱纹，成为爱美人士的一大烦恼。一般来说，如果缺乏保养，女性在 28 岁以后开始衰老，皱纹逐渐增多。皱纹的形成因素包括内在因素（如激素、种族、遗传因素、压力及系统性疾病）与外在因素（如温度、空气污染、吸烟、酒精）。

治疗

处方

体穴处方（图 12-3~ 图 12-6）

主穴：脾俞、肾俞、肝俞、足三里、血海、三阴交。

配穴：

（1）额纹、眉间纹：阳白、攒竹、印堂。

（2）鱼尾纹：太阳、瞳子髎。

（3）鼻唇沟纹、颊部皱纹、唇部皱纹：颧髎、迎香、地仓、口禾髎。

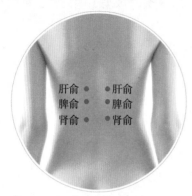

图12-3　体穴处方的体表位置（1）

肝俞：在脊柱区，第9胸椎棘突下，后正中线旁开1.5寸。

脾俞：在脊柱区，第11胸椎棘突下，后正中线旁开1.5寸。

肾俞：在脊柱区，第2腰椎棘突下，后正中线旁开1.5寸。

足三里：在小腿外侧，犊鼻下3寸，胫骨前嵴外一横指处，犊鼻与解溪连线上。

血海：在股前区，髌底内侧端上2寸，股内侧肌隆起处。

三阴交：在小腿内侧，内踝尖上3寸，胫骨内侧缘后际。

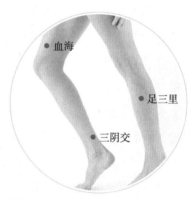

图12-4　体穴处方的体表位置（2）

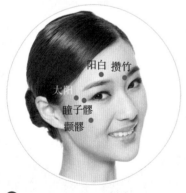

图12-5　体穴处方的体表位置（3）

阳白：在头部，眉上1寸，瞳孔直上。

攒竹：在面部，眉头凹陷中，额切迹处。

太阳：在头部，当眉梢与目外眦之间，向后约一横指的凹陷中。

瞳子髎：在面部，目外眦外侧0.5寸凹陷中。

颧髎：在面部，颧骨下缘，目外眦直下凹陷中。

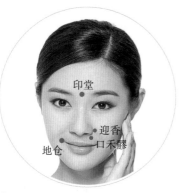

图 12-6　体穴处方的体表位置（4）

印堂：在头部，两眉毛内侧端中间的凹陷中。

迎香：在面部，鼻翼外缘中点旁，鼻唇沟中。

地仓：在面部，口角旁开0.4寸（指寸）。

口禾髎：在面部，横平人中沟上1/3处与下2/3交点，鼻孔外缘直下。

耳穴处方（图12-7）

肺、心、面颊。

肺：在心、气管区周围处，即耳甲14区。

心：在耳甲腔正中凹陷中，即耳甲15区。

面颊：在耳垂正面眼区与内耳区之间，即耳垂5、6区交界处。

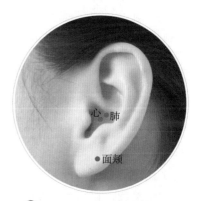

图 12-7　耳穴处方的体表位置

黑眼圈

概述

黑眼圈，也就是我们常说的"熊猫眼"。中医又称为"两目暗黑""脸黡"，西医称之为"睑周着色过度症"，其是以眼眶周围皮肤变黑，状如熊猫眼为其特征的皮肤病。西医学认为遗传体质、睡眠不足或过度疲劳、静脉曲张、外伤、色素沉着、化妆品色素渗透、怀孕及月经、营养不均衡、饮用咖啡、吸烟、饮酒、慢性鼻炎、变应性鼻炎、哮喘、湿疹、药物、情绪、皮肤缺水或干燥等均可导致黑眼圈的形成。

 病因病机

中医理论认为大部分黑眼圈的发生与肝肾虚有关，肝肾虚亏，肾精不能养肝血，而"肝开窍于目"，最终因精血亏损，表现在双眼上就形成黑眼圈。

治疗

处方

体穴处方（图 12-8~图 12-13）

主穴：合谷、攒竹、太阳、阳白。

配穴：

（1）血瘀型：血海、太冲、曲池。

（2）脾虚型：足三里、阴陵泉。

（3）肝肾虚型：三阴交、太溪、照海。

合谷：在手背，第 2 掌骨桡侧的中点处。

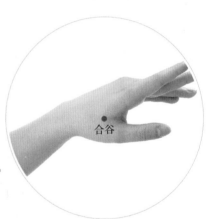

图 12-8 合谷穴的体表位置

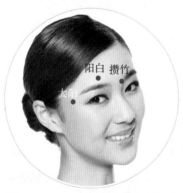

图 12-9 体穴处方的体表位置（1）

攒竹：在面部，眉头凹陷中，额切迹处。

太阳：在头部，当眉梢与目外眦之间，向后约一横指的凹陷中。

阳白：在头部，眉上 1 寸，瞳孔直上。

110

血海：在股前区，髌底内侧端上 2 寸，股内侧肌隆起处。

太溪：在踝区，内踝尖与跟腱之间的凹陷中。

照海：在踝区，内踝尖下 1 寸，内踝下缘边际凹陷中。

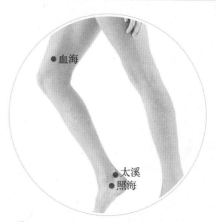

图 12-10　体穴处方的体表位置（2）

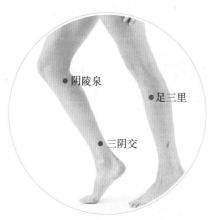

图 12-11　体穴处方的体表位置（3）

三阴交：在小腿内侧，内踝尖上 3 寸，胫骨内侧缘后际。

足三里：在小腿外侧，犊鼻下 3 寸，胫骨前嵴外一横指处，犊鼻与解溪连线上。

阴陵泉：在小腿内侧，胫骨内侧髁下缘与胫骨内侧缘之间的凹陷中。

曲池：在肘区，尺泽与肱骨外上髁连线的中点凹陷处。

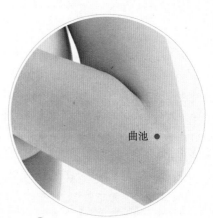

图 12-12　曲池穴的体表位置

太冲：在足背，第1、2跖骨间，跖骨底结合部前方凹陷中，或触及动脉搏动。

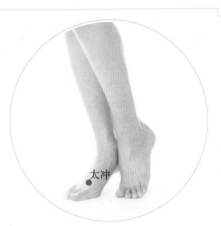

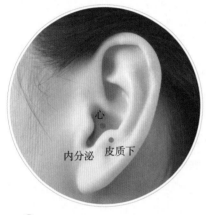

图12-14　耳穴处方一的体表位置

脾：在BD线下方，耳甲腔的后上方，即耳甲13区。

注：在耳甲内，由耳轮脚消失处向后作一水平线与对耳轮耳甲缘相交，设交点为D点；设耳轮脚消失处至D点连线的中、后1/3交界处为B点。

肾：在对耳轮下脚下方后部，即耳甲10区。

眼：在耳垂正面中央部，即耳垂5区。

肾上腺：在耳屏游离缘下部尖端，即耳屏2区后缘处。

耳穴处方（图12-14、图12-15）

处方一：心、皮质下、内分泌。

处方二：脾、肾、眼、肾上腺。

心：在耳甲腔正中凹陷中，即耳甲15区。

皮质下：在对耳屏内侧面，即对耳屏4区（蓝色点代表该耳穴在对耳屏内侧面）。

内分泌：在屏间切迹内，耳甲腔的底部，即耳甲18区。

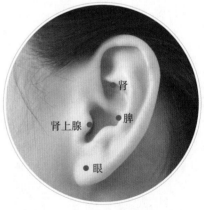

图12-15　耳穴处方二的体表位置

○ **操作**

穴位常规消毒后，将已消毒的皮内针对准所选穴位皮肤上，用脱敏胶布固定，将胶布压好以确保黏附稳妥。每日按压 3 次，每次 1~3 分钟，每周行 2~3 次治疗，每 2 次治疗间隔 1 天。

扁平疣

㈱述

扁平疣是由人乳头瘤病毒感染引起的，好发于青少年的病毒感染性疾病。临床表现为大小不等的皮色或粉红色的扁平丘疹，轻度隆起，表面光滑，呈圆形、椭圆形或多角形，境界清楚，可密集分布或由于局部搔抓而呈线状排列，一般无自觉症状，部分患者自觉轻微瘙痒。病程呈慢性经过，可持续多年，部分患者可自行好转。本病可通过直接或间接的接触传染。

病因病机

本病多由湿热之邪客于肌表或肝胆风热偏盛，发于肌肤所成。此外，久病之人正气不足，耗气伤血，卫外不固，腠理不密，遇毒邪侵袭也可引起扁平疣。

治疗

○ **处方**

耳穴处方（图 12-16、图 12-17）

处方一：肺、内分泌、皮质下、耳部相应部位。

处方二：肺、神门、内分泌。

注：耳部相应部位是指根据病变所在位置对照相应耳穴位置取穴。

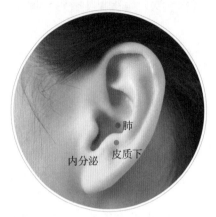

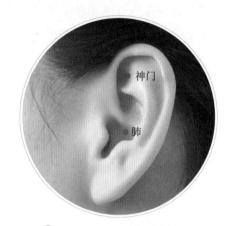

图 12-16　部分耳穴处方的体表位置　　　　**图** 12-17　肺、神门的体表位置

肺：在心、气管区周围处，即耳甲 14 区。

内分泌：在屏间切迹内，耳甲腔的底部，即耳甲 18 区。

皮质下：在对耳屏内侧面，即对耳屏 4 区（蓝色点代表该耳穴在对耳屏内侧面）。

神门：在三角窝后 1/3 的上部，即三角窝 4 区。

操作

穴位常规消毒后，将已消毒的皮内针对准所选穴位皮肤上，用脱敏胶布固定，将胶布压好以确保黏附稳妥。每日按压 3 次，每次 1~3 分钟，每周行 2~3 次治疗，每 2 次治疗间隔 1 天。

雀　斑

概述

雀斑是常染色体显性遗传性疾病，是临床常见的一种皮肤病，与身体内部多个脏腑器官的分泌失调和代谢功能较弱有关，其发生是由遗传和环境因素二者共同决定的。中医又称本病为"雀子""面皯""雀儿斑"。

病因病机

中医认为雀斑形成的病因是肾水不足，火滞郁结，及火郁孙络，风邪外搏。肾水不足，火滞郁结型多由禀赋素虚，肾水不足，不能上荣于面。水亏则虚火郁于孙络血分，肾之本色显于外，故皮损多呈淡黑斑点。火性炎上，故好发于鼻面部。夏日阳气亢盛，反使肾阳受损，故夏天加重；冬日精血蛰藏于内，故暂减轻。火郁孙络，风邪外搏型多由素禀血热内蕴之体，或七情郁结、心绪烦扰，多食辛辣炙煿之品而致血热，再外受风邪，与血热搏于肌肤，则发为雀斑。风热为阳邪，上先受之，故皮损多见于面部。日晒则血热更甚，血热亦能生风，故皮损多加重。

（1）肾水不足，火滞郁结型：多有家族史，雀斑色泽淡黑，对称分布于颜面，冬季减轻变淡，舌质淡，尺脉弱。

（2）火郁孙络，风邪外搏型：雀斑多呈咖啡色斑点，范围较广，夏季或日晒后加剧，舌红，脉数。

治疗

处方

体穴处方（图 12-18~ 图 12-21）

主穴：阳白、太阳、颧髎。

配穴：

（1）肾水不足，火滞郁结型：太溪、三阴交、足三里、曲池、。

（2）火郁孙络，风邪外搏型：大椎、曲池、太冲、三阴交。

阳白：在头部，眉上1寸，瞳孔直上。

太阳：在头部，当眉梢与目外眦之间，向后约一横指的凹陷中。

颧髎：在面部，颧骨下缘，目外眦直下凹陷中。

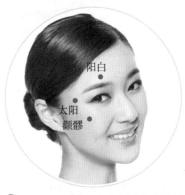

图 12-18　体穴处方主穴的体表位置

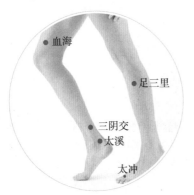

图 12-19　部分体穴处方的体表位置

太溪：在踝区，内踝尖与跟腱之间的凹陷中。

三阴交：在小腿内侧，内踝尖上3寸，胫骨内侧缘后际。

血海：在股前区，髌底内侧端上2寸，股内侧肌隆起处。

足三里：在小腿外侧，犊鼻下3寸，胫骨前嵴外一横指处，犊鼻与解溪连线上。

太冲：在足背，第1、2跖骨间，跖骨底结合部前方凹陷中，或触及动脉搏动。

大椎：在脊柱区，第7颈椎棘突下凹陷中，后正中线上。

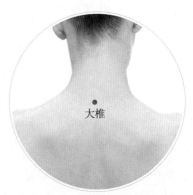

图 12-20　大椎穴的体表位置

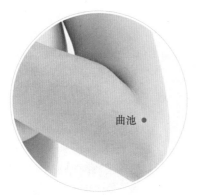

图12-21 曲池穴的体表位置

曲池：在肘区，尺泽与肱骨外上髁连线的中点凹陷处。

耳穴处方（图 12-22）

处方一：肝、心、皮质下。

处方二：肺、肾上腺、面颊。

肝：在耳甲艇的后下部，即耳甲12 区。

心：在耳甲腔正中凹陷中，即耳甲15 区。

皮质下：在对耳屏内侧面，即对耳屏 4区（蓝色点代表该耳穴在对耳屏内侧面）。

肺：在心、气管区周围处，即耳甲14 区。

肾上腺：在耳屏游离缘下部尖端，即耳屏 2 区后缘处。

面颊：在耳垂正面眼区与内耳区之间，即耳垂 5、6 区交界处。

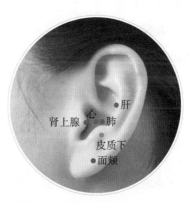

图12-22 耳穴处方的体表位置

操作

穴位常规消毒后，将已消毒的皮内针对准所选穴位皮肤上，用脱敏胶布固定，将胶布压好以确保黏附稳妥。每日按压 3 次，每次 1~3 分钟，每周行2~3 次治疗，每 2 次治疗间隔 1 天。

痤 疮

概述

　　痤疮俗称"粉刺"，是一种皮脂腺慢性炎症。好发于青春期男女，常发于颜面、胸背部，以粉刺、丘疹、脓疮、结节、囊肿等皮损为主要特征，多伴有皮脂溢出。

病因病机

　　本病多因肺经血热，郁于皮肤；或恣食厚味辛辣之品，脾胃失于运化，湿热蕴于肠胃，上蒸头面胸背；或冲任不调，肌肤疏泄失司而发病。

治疗

　　处方

　　耳穴处方（图12-23、图12-24）

　　处方一：内分泌、交感、皮质下、肺、肾上腺。

　　处方二：内分泌、交感、皮质下、肺、脾、胃。

　　处方三：内分泌、交感、皮质下、面颊、肝。

内分泌：在屏间切迹内，耳甲腔的底部，即耳甲18区。

交感：在对耳轮下脚前端与耳轮内缘交界处，即对耳轮6区前端（蓝色点代表该耳穴在耳轮内缘）。

皮质下：在对耳屏内侧面，即对耳屏4区（蓝色点代表该耳穴在对耳屏内侧面）。

肺：在心、气管区周围处，即耳甲14区。

肾上腺：在耳屏游离缘下部尖端，即耳屏2区后缘处。

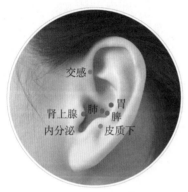

图12-23　耳穴处方的体表位置（1）

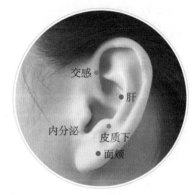

图12-24　耳穴处方的体表位置（2）

脾：在BD线下方，耳甲腔的后上方，即耳甲13区。

注：在耳甲内，由耳轮脚消失处向后作一水平线与对耳轮耳甲缘相交，设交点为D点；设耳轮脚消失处至D点连线的中、后1/3交界处为B点。

胃：在耳轮脚消失处，即耳甲4区。

面颊：在耳垂正面眼区与内耳区之间，即耳垂5、6区交界处。

肝：在耳甲艇的后下部，即耳甲12区。

操作

穴位常规消毒后，将已消毒的皮内针对准所选穴位皮肤上，用脱敏胶布固定，将胶布压好以确保黏附稳妥。每日按压3次，每次1~3分钟，每周行2~3次治疗，每2次治疗间隔1天。

脂溢性脱发

概述

　　脂溢性脱发是以头皮脂肪过量溢出、头皮油腻潮湿、易混杂尘埃皮屑、头发脱落导致毛发稀疏为主要表现，可伴有头皮瘙痒及炎症。西医又称作男性型秃发、雄性激素性秃发、弥散型秃发，中医则称其为"蛀发癣""发蛀脱发""油风""油秃"等。本病是皮肤科常见病、多发病，也是难治性疾病之一。目前认为，脂溢性脱发是雄激素依赖的常染色体显性多基因遗传性脱发，遗传易感性和头皮毛囊局部的雄激素代谢异常是导致本病发生的主要因素。

病因病机

　　中医认为由于湿热侵袭肌肤，腠理不固，脉络瘀阻，精血生化不利致使毛根不固造成脱发。

　　（1）脾胃湿热型：头发油湿，鳞屑油腻，头发瘙痒，毛发脱落。

　　（2）血虚风燥型：头发色黄质枯，稀疏脱落，鳞屑叠起，头皮瘙痒。

治疗

　处方

体穴处方（图 12-25~ 图 12-27）

　　（1）脾胃湿热型：风池、百会、足三里、内庭。

　　（2）血虚风燥型：风池、百会、头维、血海、足三里。

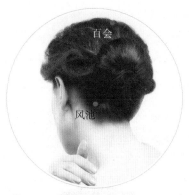

图 12-25　风池、百会穴的体表位置

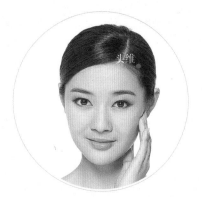

图 12-26　头维穴的体表位置

风池：在颈后区，枕骨之下，胸锁乳突肌上端与斜方肌上端之间的凹陷中。

百会：在头部，前发际正中直上 5 寸。

头维：在头部，额角发际直上 0.5 寸，头正中线旁开 4.5 寸。

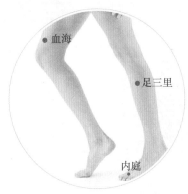

图 12-27　部分体穴处方的体表位置

血海：在股前区，髌底内侧端上 2 寸，股内侧肌隆起处。

足三里：在小腿外侧，犊鼻下 3 寸，胫骨前嵴外一横指处，犊鼻与解溪连线上。

内庭：在足背，第 2、3 趾间，趾蹼缘后方赤白肉际处。

耳穴处方（图 12-28）

处方一：内生殖器、脑干、皮质下。

处方二：交感、脾、内分泌。

内生殖器：在三角窝前 1/3 的下部，即三角窝 2 区。

脑干：在轮屏切迹处，即对耳屏 3、4 区之间。

皮质下：在对耳屏内侧面，即对耳屏 4 区（蓝色点代表该耳穴在对耳屏内侧面）。

交感：在对耳轮下脚前端与耳轮内缘交界处，即对耳轮 6 区前端（蓝色点代表该耳穴在耳轮内缘）。

脾：在 BD 线下方，耳甲腔的后上方，即耳甲 13 区。

注：在耳甲内，由耳轮脚消失处向后作一水平线与对耳轮耳甲缘相交，设交点为 D 点；设耳轮脚消失处至 D 点连线的中、后 1/3 交界处为 B 点。

内分泌：在屏间切迹内，耳甲腔的底部，即耳甲 18 区。

◉ 操作

穴位常规消毒后，将已消毒的皮内针对准所选穴位皮肤上，用脱敏胶布固定，将胶布压好以确保黏附稳妥。每日按压 3 次，每次 1~3 分钟，每周行 2~3 次治疗，每 2 次治疗间隔 1 天。

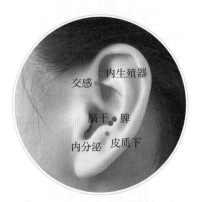

图 12-28　耳穴处方的体表位置

脂溢性皮炎

概 述

脂溢性皮炎是西医病名，指多发生于皮脂腺分布较丰富部位的一种慢性皮肤炎症性疾病，中医则将面部脂溢性皮炎称为"面游风"。根据发病部位不同，又将发生于眉宇之间的称为"眉风癣"，发生于胸前部位的称为"纽扣风"。其是以面部皮肤油腻，瘙痒潮红，局部起白屑，或搔破流黄色脂水为特征的皮肤病。该病发病原因有饮食太过肥甘厚腻、痤疮护理及治疗不当、精神紧张、过度劳累、细菌感染、性腺分泌紊乱有关。

病因病机

中医学认为本病因过食肥甘厚味，辛辣之物或长期饮酒，致使脾胃运化失常，内生湿生热，湿热内蕴，上蒸头、面及胸腹部，从而导致皮肤油腻，甚者或流滋，或外感风热，郁久化燥，耗伤阴液，以致血虚不能濡养肌肤而生，或由阴虚血燥而成。

（1）湿热内蕴型：皮疹比较鲜活、油腻明显，或伴有糜烂，滋流黄水，瘙痒，大便糜烂，小便黄赤，舌红苔黄腻，脉滑数或濡数。

（2）风热血燥型：红斑表面伴有较多灰色鱼鳞屑，或淡黄色油痂，瘙痒明显，大便干结，舌红苔薄黄，脉弦细。

（3）阴虚内热型：皮疹呈暗红色，反复发作，伴有脱屑，或油腻，油痂，微痒，口干，心烦失眠多梦，舌红少苔，脉细数。

治疗

⊙ 处方

体穴处方（图 12-29～图 12-31）

（1）湿热内蕴型：足三里、阴陵泉、三阴交。

（2）风热血燥型：曲池、血海、合谷、足三里。

（3）阴虚内热型：曲池、太溪。

合谷：在手背，第 2 掌骨桡侧的中点处。

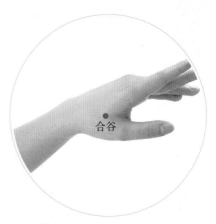

图 12-29 合谷穴的体表位置

曲池：在肘区，在尺泽与肱骨外上髁连线的中点凹陷处。

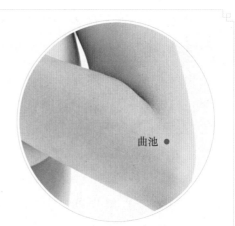

图 12-30 曲池穴的体表位置

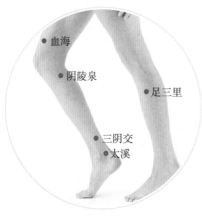

图 12-31 部分体穴处方的体表位置

血海：在股前区，髌底内侧端上 2 寸，股内侧肌隆起处。

足三里：在小腿外侧，犊鼻下 3 寸，胫骨前嵴外一横指处，犊鼻与解溪连线上。

阴陵泉：在小腿内侧，胫骨内侧髁下缘与胫骨内侧缘之间的凹陷中。

太溪：在踝区，内踝尖与跟腱之间的凹陷中。

三阴交：在小腿内侧，内踝尖上 3 寸，胫骨内侧缘后际。

耳穴处方（图 12-32）

神门、口、内分泌。

神门：在三角窝后 1/3 的上部，即三角窝 4 区。

口：在耳轮脚下方前 1/3 处，即耳甲 1 区。

内分泌：在屏间切迹内，耳甲腔的底部，即耳甲 18 区。

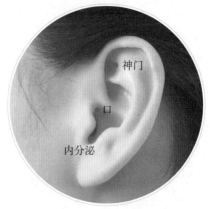

图 12-32 耳穴处方的体表位置

操作

穴位常规消毒后，将已消毒的皮内针对准所选穴位皮肤上，用脱敏胶布固定，将胶布压好以确保黏附稳妥。每日按压 3 次，每次 1~3 分钟，每周行 2~3 次治疗，每 2 次治疗间隔 1 天。

白癜风

概述

白癜风是西医病名，中医则称之为"白驳风""斑白""白驳""白癜"。本病是一种由于黑色素细胞减少而引起的局限性皮肤色素脱失症，以局部或泛发性色素脱失形成白斑为特征，皮损边缘清楚，皮损内毛发变白，可无任何自觉症状，发生年龄以青年多见。该病发病原因尚未清楚，目前认为与遗传、自身免疫、精神和神经、黑素细胞自身破坏因素有关。

病因病机

中医认为白癜风的发病原因有：情志内伤造成肝气郁结，气机不畅，复感风邪，搏于肌肤，致气血不和，血不能营养肌肤；肝肾不足，由于肝肾同源，肝亏肾虚，使肌肤不及营养而变白，多属虚证；经络受瘀血阻滞，气血不能达到肌肤，从而发白，属于实证。

（1）气血不和型：发病时间短，皮肤呈乳白色圆形或椭圆形，数目不定，可局限，也可散发，边界可不清，舌淡红，脉滑细。

（2）肝肾不足型：发病时间较长，可有家族史，白斑限向一处或泛发各处，边界清楚，舌质淡，脉细无力。

（3）瘀血阻滞型：病程久，皮肤呈地图形、斑片状，边界清楚，白斑限向一处或泛发各处，舌质暗或伴有瘀点、瘀斑，脉涩滞。

治疗

处方

体穴处方（图 12-33~ 图 12-35）

（1）气血不和型：血海、三阴交、足三里、曲池。

（2）肝肾不足型：肝俞、肾俞、太冲、太溪、三阴交。

（3）瘀血阻滞型：血海、三阴交、膈俞。

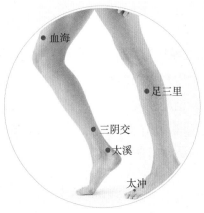

图12-33　体穴处方的体表位置（1）

血海：在股前区，髌底内侧端上2寸，股内侧肌隆起处。

三阴交：在小腿内侧，内踝尖上3寸，胫骨内侧缘后际。

足三里：在小腿外侧，犊鼻下3寸，胫骨前嵴外一横指处，犊鼻与解溪连线上。

太溪：在踝区，内踝尖与跟腱之间的凹陷中。

太冲：在足背，第1、2跖骨间，跖骨底结合部前方凹陷中，或触及动脉搏动。

曲池：在肘区，当尺泽与肱骨外上髁连线的中点凹陷处。

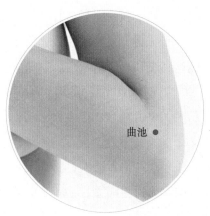

图12-34　曲池穴的体表位置

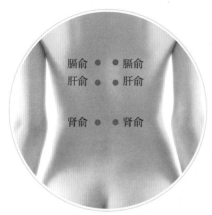

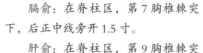

膈俞：在脊柱区，第7胸椎棘突
下，后正中线旁开1.5寸。

肝俞：在脊柱区，第9胸椎棘突
下，后正中线旁开1.5寸。

肾俞：在脊柱区，第2腰椎棘突
下，后正中线旁开1.5寸。

图 12-35　体穴处方的体表位置（2）

耳穴处方（图 12-36）

处方一：神门、肺、内分泌。

处方二：交感、枕、肾上腺。

神门：在三角窝后 1/3 的上部，即三角
窝 4 区。

肺：在心、气管区周围处，即耳甲 14 区。

内分泌：在屏间切迹内，耳甲腔的底部，
即耳甲 18 区。

交感：在对耳轮下脚前端与耳轮内缘交
界处，即对耳轮 6 区前端。

枕：在对耳屏外侧面的后部，即对耳屏 3 区。

肾上腺：在耳屏游离缘下部尖端，即耳屏
2 区后缘处。

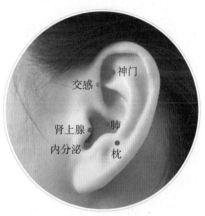

图 12-36　耳穴处方的体表位置

◎ 操作

穴位常规消毒后，将已消毒的皮内针对准所选穴位皮肤上，用脱敏胶布
固定，将胶布压好以确保黏附稳妥。每日按压 3 次，每次 1~3 分钟，每周行
2~3 次治疗，每 2 次治疗间隔 1 天。

荨麻疹

概 述

荨麻疹是西医病名。中医称之为"风疹""瘾疹",俗称"鬼饭疙瘩"或"风疹块"。荨麻疹系多种不同原因所致的一种皮肤黏膜血管反应性疾病,其表现为时隐时现的、边缘清楚的、红色或白色的瘙痒性风团。其临床表现常先有皮肤瘙痒,随即出现风团,呈鲜红或苍白色、皮肤色,少数病例亦可只有水肿性红斑。风团的大小和形态不一,发作时间不定。风团逐渐蔓延,可相互融合成片,由于真皮乳头水肿可见表皮毛囊口向下凹陷。风团持续数分钟至数小时,少数可长至数天后消退,不留痕迹。反复或成批发生,以傍晚发作者多。荨麻疹的病因较复杂,约四分之三的患者找不到原因,尤其是慢性荨麻疹。

病 因 病 机

中医将荨麻疹分为急、慢性两类。急性者多因禀赋不耐,又食鱼虾等荤腥动风之物,或因饮食失节,胃肠实热,复感风寒、风热之邪。慢性者多因情志不遂,肝郁不舒,郁久化热,灼伤阴血,或平素体弱,慢性疾病耗伤肺脾之气,加之风邪外袭,以致内不得疏泄,外不得透达,郁于皮肤腠理之间,邪正相搏而发病。

治 疗

处方

体穴处方(图 12-37~ 图 12-41)

主穴:肺俞、膈俞。

配穴：风池、曲池、血海、三阴交、足三里、合谷。

注： 在主穴的基础上，交替取 2~3 个配穴。

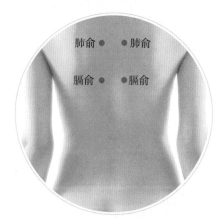

图 12-37　肺俞、膈俞穴的体表位置

肺俞：在脊柱区，第 3 胸椎棘突下，后正中线旁开 1.5 寸。

膈俞：在脊柱区，第 7 胸椎棘突下，后正中线旁开 1.5 寸。

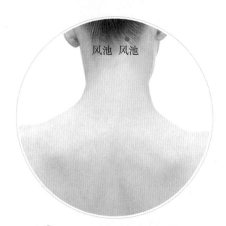

图 12-38　风池穴的体表位置

风池：在颈后区，枕骨之下，胸锁乳突肌上端与斜方肌上端之间的凹陷中。

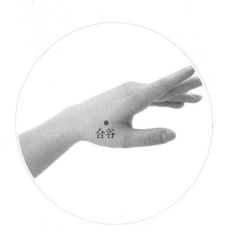

图 12-39　合谷穴的体表位置

合谷：在手背，第 2 掌骨桡侧的中点处。

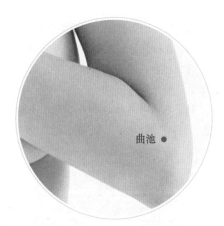

图 12-40　曲池穴的体表位置

曲池：在肘区，在尺泽与肱骨外上髁连线的中点凹陷处。

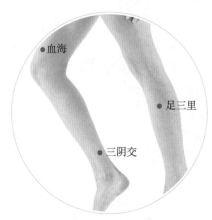

血海：在股前区，髌底内侧端上2寸，股内侧肌隆起处。

三阴交：在小腿内侧，内踝尖上3寸，胫骨内侧缘后际。

足三里：在小腿外侧，犊鼻下3寸，胫骨前嵴外一横指处，犊鼻与解溪连线上。

图 12-41　部分体穴处方的体表位置

耳穴处方（图 12-42）

神门、胃、肺、肾上腺、枕。

神门：在三角窝后 1/3 的上部，即三角窝 4 区。

胃：在耳轮脚消失处，即耳甲 4 区。

肺：在心、气管区周围处，即耳甲 14 区。

肾上腺：在耳屏游离缘下部尖端，即耳屏 2 区后缘处。

枕：在对耳屏外侧面的后部，即对耳屏 3 区。

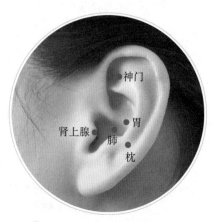

图 12-42　耳穴处方的体表位置

操作

穴位常规消毒后，将已消毒的皮内针对准所选穴位皮肤上，用脱敏胶布固定，将胶布压好以确保黏附稳妥。每日按压 3 次，每次 1~3 分钟，每周行 2~3 次治疗，每 2 次治疗间隔 1 天。

多形红斑

概述

多形红斑是西医病名，是一种急性自限性炎症性皮肤病。中医称其为"猫眼疮""雁疮"。临床表现为紫红色斑，中心有水疱略凹陷，皮疹多呈多形性，典型损害为靶形或虹膜状损害。本病可发生于任何年龄，以20~40岁多见，女性多于男性。本病可因感染细菌、病毒（特别是单纯疱疹病毒）、酶菌、原虫，或某些药物，如磺胺类、巴比妥类、水杨酸盐类及生物制品致病，少数人还由寒冷引起。

病因病机

一般认为本病系风寒之邪郁于肌肤，致使营卫不和，气血凝滞而致病；或湿热之体复感风邪，风湿热邪搏于肌肤而致病。

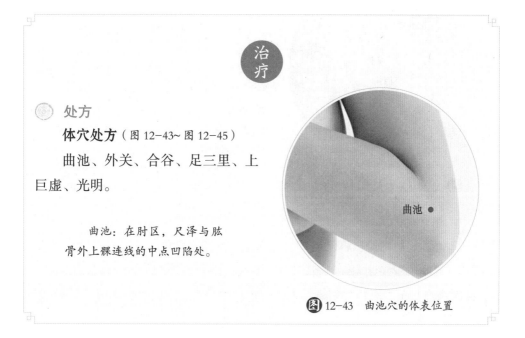

治疗

处方

体穴处方（图12-43~图12-45）

曲池、外关、合谷、足三里、上巨虚、光明。

曲池：在肘区，尺泽与肱骨外上髁连线的中点凹陷处。

曲池 ●

图12-43　曲池穴的体表位置

图解
皮内针疗法

YUNE
PINSEZZMEN
LIAOSA

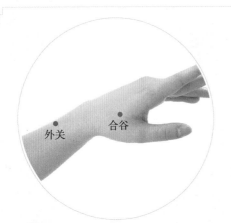

图12-44 外关、合谷穴的体表位置

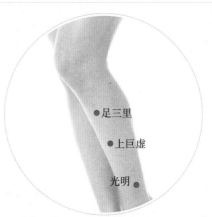

图12-45 部分体穴处方的体表位置

外关：在前臂后区，腕背侧远端横纹上2寸，尺骨与桡骨间隙中点。

合谷：在手背，第2掌骨桡侧的中点处。

足三里：在小腿外侧，犊鼻下3寸，胫骨前嵴外一横指处，犊鼻与解溪连线上。

上巨虚：在小腿外侧，犊鼻下6寸，犊鼻与解溪连线上。

光明：在小腿外侧，外踝尖上5寸，腓骨前缘。

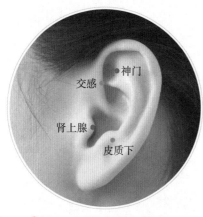

图12-46 耳穴处方的体表位置

耳穴处方（图12-46）

神门、交感、肾上腺、皮质下。

神门：在三角窝后1/3的上部，即三角窝4区。

交感：在对耳轮下脚前端与耳轮内缘交界处，即对耳轮6区前端（蓝色点代表该耳穴在耳轮内缘）。

肾上腺：在耳屏游离缘下部尖端，即耳屏2区后缘处。

皮质下：在对耳屏内侧面，即对耳屏4区（蓝色点代表该耳穴在对耳屏内侧面）。

操作

穴位常规消毒后，将已消毒的皮内针对准所选穴位皮肤上，用脱敏胶布固定，将胶布压好以确保黏附稳妥。每日按压3次，每次1~3分钟，每周行2~3次治疗，每2次治疗间隔1天。

第十三章

其他病证

晕动病

概述

晕动病是乘坐交通工具（汽车、轮船或飞机等）时，由于运动所产生的颠簸、摇摆或旋转等任何形式的加速运动，刺激人体的前庭神经而发生的疾病。患者初时感觉上腹不适，继而有恶心、面色苍白、出冷汗，旋即有眩晕、精神抑郁、唾液分泌增多和呕吐等症状。

病因病机

晕动病多由情志不畅，饮食不节，或禀赋不足，气血亏虚等，使气机不调，加之乘坐舟车运动，导致气机逆乱，清阳不升，浊阴不降，痰浊上犯，发为眩晕、胸闷、呕吐等症。

治疗

处方

体穴处方（图 13-1、图 13-2）

内关、翳风。

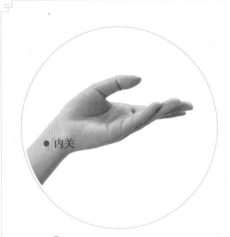

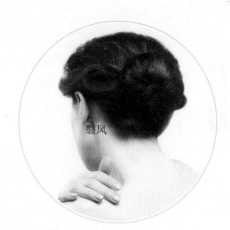

图13-1　内关穴的体表位置　　　　图13-2　翳风穴的体表位置

内关：在前臂前区，腕掌侧远端横纹上2寸，掌长肌腱与桡侧腕屈肌腱之间。

翳风：在颈部，耳垂后方，乳突下端前方凹陷中。

耳穴处方（图13-3、图13-4）

处方一：内耳、交感、胃、额、枕、神门。

处方二：内耳、内分泌、交感、心、脾。

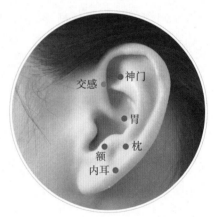

图13-3　耳穴处方一的体表位置

内耳：在耳垂正面后中部，即耳垂6区。

交感：在对耳轮下脚前端与耳轮内缘交界处，即对耳轮6区前端（蓝色点代表该耳穴在耳轮内缘）。

胃：在耳轮脚消失处，即耳甲4区。

额：在对耳屏外侧面的前部，即对耳屏1区。

枕：在对耳屏外侧面的后部，即对耳屏3区。

神门：在三角窝后1/3的上部，即三角窝4区。

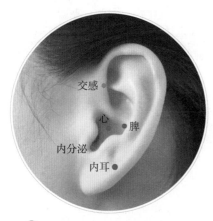

内分泌：在屏间切迹内，耳甲腔的底部，即耳甲 18 区。

心：在耳甲腔正中凹陷中，即耳甲 15 区。

脾：在 BD 线下方，耳甲腔的后上方，即耳甲 13 区。

注： 在耳甲内，由耳轮脚消失处向后作一水平线与对耳轮耳甲缘相交，设交点为 D 点；设耳轮脚消失处至 D 点连线的中、后 1/3 交界处为 B 点。

图 13-4　耳穴处方二的体表位置

◎ 操作

穴位常规消毒后，将已消毒的皮内针对准所选穴位皮肤上，用脱敏胶布固定，将胶布压好以确保黏附稳妥。每日按压 3 次，每次 1~3 分钟，每周行 2~3 次治疗，每 2 次治疗间隔 1 天。

肥胖症

(概)(述)

肥胖症是指体脂蓄积过量，体重超过标准体重的 20% 以上者。一般分为单纯性和继发性两类，前者不伴有明显的神经或内分泌系统功能变化，临床上最为常见；后者常继发于神经、内分泌和代谢疾病，或与遗传、药物有关。轻度肥胖常无明显症状，重度肥胖多有疲乏无力，动则气促、行动迟缓，或脘痞痰多，倦怠恶热，或少气懒言，动则汗出，甚至面浮肢肿等。

(病)(因)(病)(机)

肥胖症多因年老体弱、过食肥甘、缺乏运动、先天禀赋等导致气虚阳衰，痰湿瘀滞形成。病机总属阳气虚衰，痰湿偏胜。病位主要在脾与肌肉，与肾关系密切，亦与心肺功能失调及肝失疏泄有关。

治疗

处方

耳穴处方（图 13-5~ 图 13-7）

处方一：内分泌、脾、肺、神门。

处方二：内分泌、三焦、脾、胃、大肠、下屏（饥点）。

处方三：内分泌、三焦、脾、胃、肝、神门。

注：耳穴饥点是旧耳穴名称，下屏为标准耳穴名。

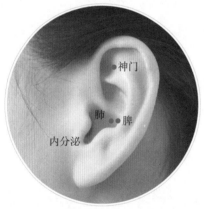

图13-5　耳穴处方一的体表位置

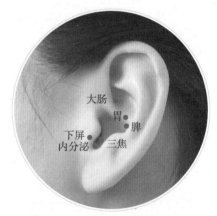

图13-6　耳穴处方二的体表位置

内分泌：在屏间切迹内，耳甲腔的底部，即耳甲 18 区。

肺：在心、气管区周围处，即耳甲 14 区。

大肠：在耳轮脚及部分耳轮与 AB 线之间的前 1/3 处，即耳甲 7 区。

注：在耳轮内缘上，设耳轮脚切迹至对耳轮下脚间中、上 1/3 交界处为 A 点；设耳轮脚消失处至 D 点连线的中、后 1/3 交界处为 B 点。

胃：在耳轮脚消失处，即耳甲 4 区。

下屏（饥点）：在耳屏外侧面下 1/2 处，即耳屏 2 区。

神门：在三角窝后 1/3 的上部，即三角窝 4 区。

脾：在 BD 线下方，耳甲腔的后上方，即耳甲 13 区。

注：在耳甲内，由耳轮脚消失处向后作一水平线与对耳轮耳甲缘相交，设交点为 D 点；设耳轮脚消失处至 D 点连线的中、后 1/3 交界处为 B 点。

三焦：在外耳门后下，肺与内分泌区之间，即耳甲 17 区。

肝：在耳甲艇的后下部，即耳甲 12 区。

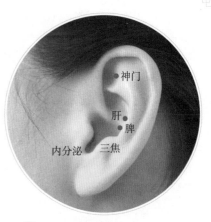

图 13-7 耳穴处方三的体表位置

操作

穴位常规消毒后，将已消毒的皮内针对准所选穴位皮肤上，用脱敏胶布固定，将胶布压好以确保黏附稳妥。每日按压 3 次，每次 1~3 分钟，每周行 2~3 次治疗，每 2 次治疗间隔 1 天。

戒烟综合征

概述

戒烟综合征是指因吸烟者长期吸入含有尼古丁的烟叶制品，当中断吸烟后所出现的软弱无力，烦躁不安，呵欠连作，口舌无味，甚至心情不畅，胸闷，焦虑，感觉迟钝等一系列瘾癖症状。

治疗

处方

体穴处方（图 13-8~ 图 13-9）

神门、戒烟穴。

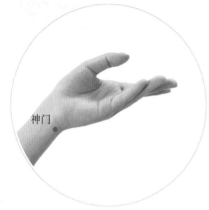

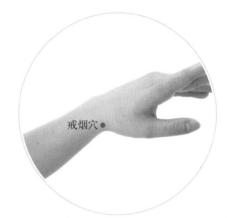

图 13-8　神门穴的体表位置

图 13-9　戒烟穴的体表位置

神门：在腕前区，腕掌侧远端横纹尺侧端，尺侧腕屈肌腱的桡侧缘。

戒烟穴（经外奇穴）：在腕区，腕背侧远端横纹桡侧，桡骨茎突远端，解剖学"鼻烟窝"凹陷中。

耳穴处方（图 13-10）

处方一：神门、肺。

处方一：肺、内分泌。

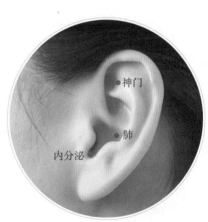

神门：在三角窝后 1/3 的上部，即三角窝 4 区。

肺：在心、气管区周围处，即耳甲 14 区。

内分泌：在屏间切迹内，耳甲腔的底部，即耳甲 18 区。

图 13-10　耳穴处方的体表位置

操作

穴位常规消毒后，将已消毒的皮内针对准所选穴位皮肤上，用脱敏胶布固定，将胶布压好以确保黏附稳妥。每日按压 3 次，每次 1~3 分钟，每周行 2~3 次治疗，每 2 次治疗间隔 1 天。

抑郁症

概述

抑郁症又称抑郁障碍，以显著而持久的心境低落为主要临床特征，是心境障碍的主要类型。临床可见心境低落与其处境不相称，情绪的消沉可以从闷闷不乐到悲痛欲绝，自卑抑郁，甚至悲观厌世，可有自杀企图或行为，甚至发生木僵；部分患者可有明显的焦虑和运动性激越，严重者可出现幻觉、妄想等精神病性症状。

病因病机

中医认为，抑郁症的发生可分为虚实两类，实证与肝气郁结，痰浊内蕴，瘀血内阻等有关，虚证与气血亏虚，脾失健运，心失所养，肾精不足等有较大关系。

 治疗

处方

体穴处方（图 13-11~ 图 13-14）

神门、合谷、心俞、肝俞、太冲。

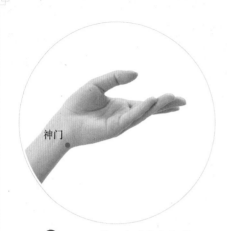

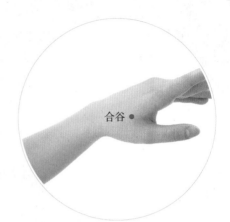

图13-11　神门穴的体表位置　　　　　**图13-12　合谷穴的体表位置**

神门：在腕前区，腕掌侧远端横纹尺侧端，尺侧腕屈肌腱的桡侧缘。

合谷：在手背，第2掌骨桡侧的中点处。

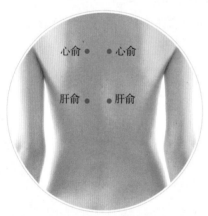

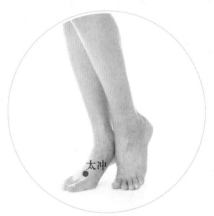

图13-13　心俞、肝俞穴的体表位置　　　**图13-14　太冲穴的体表位置**

心俞：在脊柱区，第5胸椎棘突下，后正中线旁开1.5寸。

肝俞：在脊柱区，第9胸椎棘突下，后正中线旁开1.5寸。

太冲：在足背，第1、2跖骨间，跖骨底结合部前方凹陷中，或触及动脉搏动。

耳穴处方（图 13-15～图 13-16）

处方一：神门、肝、心。

处方二：神门、肝、皮质下、内分泌。

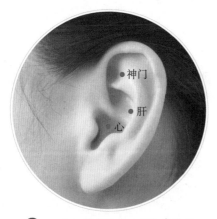

图 13-15　耳穴处方一的体表位置

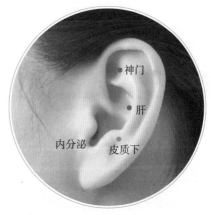

图 13-16　耳穴处方二的体表位置

神门：在三角窝后 1/3 的上部，即三角窝 4 区。

肝：在耳甲艇的后下部，即耳甲 12 区。

心：在耳甲腔正中凹陷中，即耳甲 15 区。

皮质下：在对耳屏内侧面，即对耳屏 4 区（蓝色点代表该耳穴在对耳屏内侧面）。

内分泌：在屏间切迹内，耳甲腔的底部，即耳甲 18 区。

🌀 操作

穴位常规消毒后，将已消毒的皮内针对准所选穴位皮肤上，用脱敏胶布固定，将胶布压好以确保黏附稳妥。每日按压 3 次，每次 1～3 分钟，每周行 2～3 次治疗，每 2 次治疗间隔 1 天。

附　录

常用穴位治疗病症

	腧穴名称	治疗病症
B	百会	脂溢性脱发
C	承浆	慢性唇炎
	次髎	痛经
	攒竹	皱纹、黑眼圈
D	大椎	颈椎病、酒渣鼻、雀斑
	大肠俞	腰椎间盘突出症、便秘
	膻中	哮喘
	胆俞	胆石症、膝关节骨性关节炎、高血压
	地仓	酒渣鼻、皱纹
	定喘	哮喘
F	肺俞	过敏性鼻炎、酒渣鼻、荨麻疹、哮喘
	丰隆	失眠
	风池	近视、脂溢性脱发、荨麻疹、肩周炎
	风市	腰椎间盘突出症
	腹结	便秘
	复溜	失眠
G	肝俞	高血压、胆石症、近视、酒渣鼻、皱纹、白癜风、抑郁症、面肌痉挛
	膈俞	酒渣鼻、白癜风、荨麻疹
	关元	慢性前列腺炎、遗尿
	光明	近视、多形红斑
H	合谷	偏头痛、三叉神经痛、过敏性鼻炎、慢性唇炎、酒渣鼻、黑眼圈、脂溢性皮炎、荨麻疹、多形红斑、抑郁症

腧穴名称		治疗病症
J	夹脊	颈椎病
	肩前	肩周炎
	肩贞	肩周炎
	肩外俞	肩周炎
	肩中俞	颈椎病
	肩井	肩周炎
	肩髎	肩周炎
	肩髃	肩周炎
	建里	胃痛
K	口禾髎	皱纹
L	廉泉	慢性咽炎
M	命门	慢性前列腺炎
N	内关	失眠、胃痛、慢性唇炎、晕动病、恶心、呕吐
	内庭	慢性唇炎、酒渣鼻、脂溢性脱发
P	膀胱俞	遗尿
	脾俞	面肌痉挛、失眠、哮喘、胆石症、近视、酒渣鼻、皱纹
Q	曲池	肩周炎、黑眼圈、酒渣鼻、雀斑、脂溢性皮炎、白癜风、荨麻疹、多形红斑
	颧髎	面肌痉挛、皱纹、雀斑
S	三阴交	失眠、胃痛、高血压、痛经、遗尿、慢性唇炎、皱纹、黑眼圈、雀斑、脂溢性皮炎、白癜风、荨麻疹
	上巨虚	泄泻、便秘、多形红斑
	神门	失眠、慢性唇炎、戒烟、抑郁症
	肾俞	腰椎间盘突出症、膝关节骨性关节炎、面肌痉挛、哮喘、慢性前列腺炎、遗尿、近视、皱纹、白癜风
	四白	面肌痉挛、三叉神经痛
T	太溪	失眠、遗尿、慢性咽炎、黑眼圈、雀斑、脂溢性皮炎、白癜风
	太冲	神经性头痛、失眠、酒渣鼻、黑眼圈、雀斑、白癜风、抑郁症
	太阳	偏头痛、神经性头痛、皱纹、黑眼圈、雀斑

腧穴名称		治疗病症
T	天宗	肩周炎
	天枢	泄泻、便秘
	瞳子髎	偏头痛、面肌痉挛、皱纹
	头维	脂溢性脱发
W	外关	失眠、胆石症、偏头痛、多形红斑
	委中	腰椎间盘突出症
	胃俞	胆石症、酒渣鼻
X	心俞	膝关节骨性关节炎、失眠、近视、抑郁症
	血海	肩周炎、痛经、慢性咽炎、慢性唇炎、酒渣鼻、皱纹、黑眼圈、脂溢性脱发、脂溢性皮炎、白癜风、荨麻疹
	悬颅	神经性头痛
Y	阳白	三叉神经痛、面肌痉挛、皱纹、黑眼圈、雀斑
	阳陵泉	腰椎间盘突出症、胆石症
	阳溪	戒烟
	腰阳关	腰椎间盘突出症
	翳风	三叉神经痛、近视、晕动病
	阴陵泉	失眠、过敏性鼻炎、慢性唇炎、黑眼圈、脂溢性皮炎
	印堂	酒渣鼻、皱纹
	迎香	过敏性鼻炎、酒渣鼻、皱纹
Z	照海	黑眼圈、慢性咽炎
	支沟	便秘
	至阴	近视
	秩边	腰椎间盘突出症
	中脘	胃痛、恶心、呕吐
	中极	遗尿
	中髎	慢性前列腺炎
	足三里	肩周炎、胃痛、泄泻、近视、慢性唇炎、皱纹、黑眼圈、雀斑、脂溢性脱发、脂溢性皮炎、白癜风、荨麻疹、多形红斑、恶心、呕吐